对症刮痧
速查图典

主任医师　首都医科大学教授
北京中医医院针灸科主任医师
北京联科中医肾病医院学科专家组成员

刘红
主编

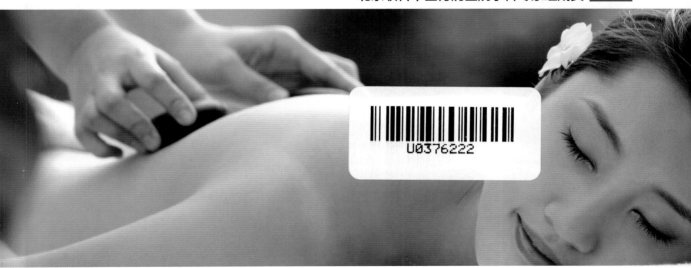

吉林科学技术出版社

图书在版编目（CIP）数据

对症刮痧速查图典/刘红主编. —长春：吉林科
学技术出版社，2014.4
ISBN 978-7-5384-7005-5

Ⅰ.①对… Ⅱ.①刘… Ⅲ.①刮搓疗法—图解
Ⅳ.①R244.4-64

中国版本图书馆CIP数据核字(2013)第200896号

对症刮痧速查图典

主　　编	刘　红									
编委会	刘　红	刘红霞	牛东升	李青凤	石艳芳	石　沛	余　梅	张金华	康剑剑	魏丽朋	刘国永
	李　迪	石玉林	樊淑民	谢铭超	王会静	陈　旭	王　娟	徐开全	杨慧勤	卢少丽	张　瑞
	李军艳	崔丽娟	季子华	吉新静	石艳婷	陈进周	李　丹	王长啟	申　琦	逯春辉	李　鹏
	李　军	张　伟	高　杰	高　坤	高子珺	杨　丹	李　青	梁焕成	戴俊益	李明杰	于永珊
	葛龙广	霍春霞	高婷婷	杨　硕	李　利	王能祥	崔　倩	郑　蕊	杨纪云	刘　毅	韩建立
	高　赞	高志强	高金城	邓　晔	常玉欣	黄山章	侯建军	李春国	王　丽	袁雪飞	张玉红
	张景泽	张俊生	张辉芳	张　静	赵金萍	崔文庆	石　爽	王　娜	金贵亮	程玲玲	段小宾
	王宪明	杨　力	孙君剑								

出版人　李　梁

策划责任编辑　吴文凯　赵洪博
执行责任编辑　赵洪博
开　　本　880mm×1230mm　1/24
字　　数　228千字
印　　张　10
印　　数　1-10000册
版　　次　2014年4月第1版
印　　次　2014年4月第1次印刷
出　　版　吉林科学技术出版社
发　　行　吉林科学技术出版社
地　　址　长春市人民大街4646号
邮　　编　130021
发行部电话/传真　0431-85677817　85635177　85651759
　　　　　　　　　85651628　85600611　85670016
储运部电话　0431-84612872
编辑部电话　0431-86037698
网　　址　www.jlstp.net
印　　刷　长春新华印刷集团有限公司
书　　号　ISBN 978-7-5384-7005-5
定　　价　39.90元

前言

　　刮痧疗法在我国有着悠久的历史，最早可以追溯到旧石器时代，通过长期的发展与积累最终发展为刮痧疗法。刮痧疗法是通过对体表的良性刺激，起到祛除邪气、疏通经络、驱风散寒、排毒、增强免疫力等作用。

　　为了更好地展示刮痧疗法对人体的这些积极作用，我们特意编撰了这本《对症刮痧速查图典》。

　　全书共分为9部分，Part 1，主要讲述了刮痧需要知道的基础知识，如刮痧需要的工具及介质、刮痧的步骤及要领、刮痧的适应证等内容。Part 2，为您介绍了不同季节的保健刮痧疗法，让您健康平安度过每一年。Part 3，针对身体各部位的不适，为您介绍了适合的防病刮痧疗法，将疾病扼杀在萌芽中，恢复健康体魄。Part 4，为您推荐了不同体质适合的刮痧疗法，让您通过刮痧达到改善体质、提高健康素质的目标。Part 5，人体的每个穴位都有不同保健治病作用，本部分为您介绍了9个重点穴位，通过对这些穴位的刮痧让您的身体充满正气。Part 6，为爱美的女性介绍了美容刮痧疗法，让您通过刮痧消除体内的毒素，净化人体内环境，恢复健康美丽容颜。Part 7，为您介绍了头痛、感冒、胃炎、失眠、高血压等常见疾病的刮痧疗法。Part 8、Part 9，为您介绍了常见的妇科及男科疾病，通过刮痧疗法让您消除不适，恢复健康。

　　希望我们所编写的这一本书，能帮助您消除不适，刮去病痛，恢复健康。

目录

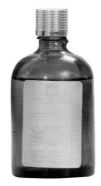
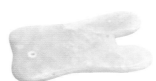

PART 1　刮痧需要知道的基本常识

PART 2　四季刮痧保健　四季平安，健康每一年

PART 3　保健刮痧法　随手刮一刮，身心更康健

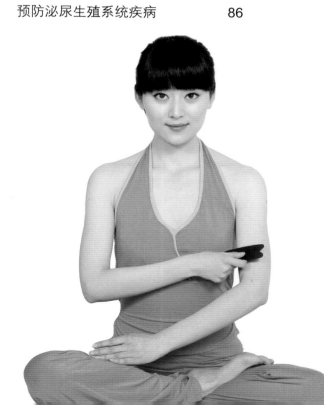

PART 4 不同体质的刮痧健康法

PART 5 单穴刮痧 激活人体自带的灵丹妙药

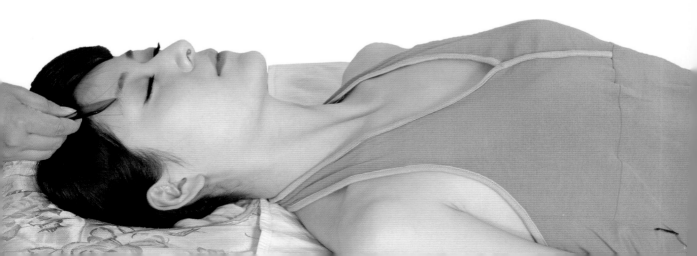

PART 8　妇科疾病刮痧疗法　消除隐痛，天天轻松

PART 9　男性病刮痧疗法　消除难言之隐，还身体以雄风

刮痧：养生的时尚

提起刮痧，许多人会想起电影《刮痧》。刮痧原本是我国中医疗法的重要方法之一，是我国的一种传统治病保健疗法，广为国人青睐。一部《刮痧》的电影，也让更多的国人了解了刮痧，让刮痧成为养生的时尚。

刮痧又称"挑痧"，是我国民间防治疾病的一种外治方法。它是用刮具（水牛角、木梳、铜板或汤匙）蘸以茶油、菜油、葱姜汁、鸡蛋清等介质，对身体一定部位的皮肤进行连续刮、提、推、擦，或用手指钳拉患处，使局部皮肤显现紫红色痧痕、痧点，以此刺激经络，改善气血流通状态，从而达到保健和治疗疾病的目的。

刮痧法属《内经》砭石疗法、刺络疗法的一种。刮痧疗法可以通过作用于经络穴位，起到疏通经络、祛除邪气、舒筋理气、祛风散寒、清热化湿、活血化瘀等作用，以增强人体自身潜在的抗病能力和免疫功能，从而达到扶正祛邪、防病治病的目的。民间历来用于辅助治疗外感发热。

在介绍刮痧健康法之前，我们很有必要了解一下刮痧的历史及运用刮痧保健祛病的常识。

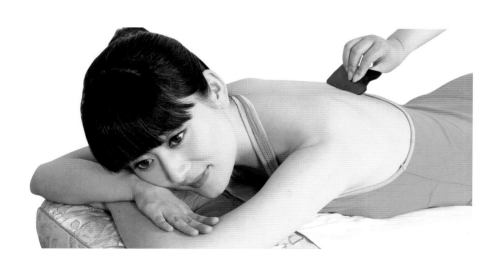

痧与痧证、痧象

刮痧往往要在人身上刮出一条骇人的紫红色瘀斑，以致不明就里的人看了，还以为此人是在遭受虐待。电影《刮痧》就鲜明地反映出这种情形。刮痧疗法不但不被西医所接受，而且许多名老中医也"不屑于"用如此简单的方法为患者治病，然而，它在民间却代代相传。

"痧"与发痧

"痧"包括痧病和现象两个方面。痧病多发于夏秋两季，因感受风寒暑湿燥火六淫之邪气或疫疠之秽浊出现的一些病症。在炎热季节，冒暑远行、贪凉、大量饮冷水，或淋了雨，或暴食暴饮，或接触了秽物臭气等，都会发痧。它会使人一时气血阻滞，发病猛烈，必须急救。

痧病又称为痧证、痧气或痧胀，其主要症状为心烦郁闷，倦怠无力，头昏脑涨，头面肿痛，眩晕胸闷，全身酸胀，四肢麻木，身体肿痛，脘腹痞满，恶心呕吐，腹泻，指甲青黑，甚至厥冷如冰等等。

《康熙字典》收录了 47 035 个字，里面是没有刮痧的"痧"字的。古代中医认为，"痧"实际上就是"沙"字。人身上气血为风寒暑湿及饮食所滞，就像河中的泥沙。五脏六腑穴在背部，邪滞成痧，也表现在背部。因此，在背部刮痧，疾病就慢慢消失了。

1337 年，元代医家危亦林在其所撰写的《世医得效方》里较早地记载了刮痧疗法，当时"痧"字写作"沙"字，如《世医得效方》卷二"沙症"一节所讲，"心腹绞痛，冷汗出，胀闷欲绝，俗谓绞肠痧，今考之，此症乃名干霍乱，此亦由山岚瘴气，或因饥饱无时，阴阳乱而致"。从这段话来看，"沙"是指一种病症，具体地讲，"绞肠痧"是指心腹绞痛，高热头痛，欲吐不吐，欲泻不泻，烦闷难耐，冷汗自出，手足发凉，能在较短时间内致人于死命的干霍乱症，很类似于现代医学所说的细菌性食物中毒、沙门菌属感染，乃至传染性疾病霍乱等症。到了明代医书中，"沙"字变成了"痧"字了。

现代中医学所说的"痧"，是指所谓"痧象"，是指用刮痧板在需刮拭的皮肤上刮擦所出现的红斑、紫斑或黑斑，甚至出现紫黑疱（即中医的"毒"）的一种现象，称出痧。如《保健刮痧师》国家职业资格培训教程中，明确痧是通过刮拭人体以后，在皮肤上出现的皮下充血和出血改变。其颜色形态为红色栗粒状、丘疹样、大片状潮红高起、紫红色或红色血斑、血包或血管浮起成串。一般情况下，身体健康者出痧较少，且均匀，多为红色；出痧的部位一般多在头面、背部及四肢外侧；胸腹及四肢内侧不易出痧，若出痧说明手法偏重。慢性病患者，多伴有紫痧或血包；急性病多为栗粒状，大面积；若为血斑、血包，说明病情较重。

另外，通过出痧部位也可以判断健康状况。凡经络线路和穴位区域容易出现痧，提示相应经络所联系的内脏功能病变。如在背部膀胱经循行路线均匀刮拭，心俞穴区出现紫痧或痧斑，则说明心脏功能变化，应提早预防和保健。

了解痧象也可以判断病情与康复的难易程度。若出痧散在，颜色浅淡，说明病情较轻，容易康复；若出痧较多，而且点大成块、紫色血包等，说明病情较重，不易康复，需多次刮痧才能有效。若刮痧时，局部立即出现痧迹，宜改为轻手法刮拭，使痧慢慢透发出来，以减轻疼痛，简称"透痧"。还有一些神经肌肉瘫痪之人，刮痧后不易出痧，切不可硬刮、重刮，强求出痧；若多刮几次，痧象自然浮现，说明病情好转，这亦称"透痧"。

按症候属性，痧证可分为热痧、寒痧、阴痧、阳痧等。按发病原因分类，可分为暑痧、瘟痧、绞肠痧等。《痧胀玉衡》则重视按发病缓急来分类，分成慢痧、紧痧、急痧之类。

"痧"为什么要刮

"痧"，用现代显微镜去观察，是皮下组织的毛细血管瘀血，这种人为的创伤，正是西医无法理解和无法接纳之处：既然是治病，理所应当为人祛病消痛，为什么还往身上再添新伤？

中医认为，人的躯体如大地，血管神经如水道。当水道淤塞时，土地无法灌溉，血管神经不畅通，就会生病。"百病皆起于瘀"，大部分疾病都是由于气血瘀滞造成的。"痧"是一种病邪的排泄产物，"出痧"意味着"给邪以出路"，从而改善气血平衡。经过刮痧，畅通血脉，辅以拔罐，使瘀塞直接拔除，就达到了整体治疗的功效。

从现代医学的角度看，刮痧是通过调节神经、内分泌以及免疫系统，从整体上协调人体各组织器官的功能。刮痧通过调节肌肉的收缩和舒张，使组织间压力得到调节，以促进刮拭组织周围的血液循环，增加组织流量，从而起到"活血化瘀""祛瘀生新"的作用。

其次，凡有疼痛则肌肉必紧张，而肌肉紧张又会加重疼痛。刮痧可加强局部循环，使局部组织温度升高，提高局部组织的痛阈，使紧张的肌肉得以松弛，则疼痛和压迫症状也可以明显减轻或消失。同时，刮痧还可通过调整阴阳、舒筋通络、信息传导、排除毒素等多方面的作用达到治病强身的效果。

刮痧的适应病症，多达400余种，如：感冒、发热咳嗽、风热喉痛、急性肠胃炎、风湿病症、急性腹症、坠肠痧等。治疗痧证也并非刮痧一种，还有抓痧、撮痧、扯痧、挑痧、薰痧、浴痧等方法。

刮痧疗法的分类

1. 传统刮痧疗法。主要适应证为痧病，所用工具为铜钱、瓷酒杯、棉纱线、苎麻、舌抿子脚等。刮痧部位为脊背、颈部、胸腹、肘窝、腘窝。用冷开水、香油等沾湿皮肤，刮拭皮肤至出现紫黑色瘀点为度。

2. 现代刮痧疗法。现代刮痧疗法以中医脏腑经络学说为理论指导，博采针灸、按摩、点穴、拔罐等中医非药物疗法之长，对人体具有活血化瘀、调整阴阳、舒筋通络、排除毒素的作用，是既可保健又可祛病的一种自然疗法。

刮痧溯源与现代刮痧的研究发展

刮痧的历史

刮痧故称砭术，是中医治疗的六大技法（砭、针、灸、药、按跷、导引）之一，通常用来治疗感冒和中暑。工具也很简单——一枚铜钱、一只汤匙甚至一片磨钝了的竹板均可。

在遥远的旧石器时代，我们的祖先在生活和生产劳动实践中发现，当身体的某个部位出现不适时，刮刺某些部位这些不适就能够得到减轻或消失。久而久之，人们逐渐发现，刮刺可以治疗某种疾病，于是就出现了医疗专用的石刺工具——砭石。

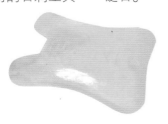

砭石疗法是中国最古老的治病方法。早在 70 万年前的石器时代就已出现。砭石是针刺术、刮痧法的萌芽阶段。

随着冶金技术的发展，铁被冶炼了出来。由于铁比砭石更加精细，当时的人们便将铁制作成了锋利的尖形器具。此后，随着针灸经络理论的发展，在民间开始流传用边沿钝滑的钱币、玉器、铜钱、汤匙、瓷杯盖、纽扣等器具，在皮肤表面相关经络部位反复刮动，直到皮下出现红色或紫色瘀斑，来达到开泄腠理、除邪祛病、调理痧证等治疗目的的方法。

最早的"沙"是指一种病症。刮痧使体内的痧毒，即体内的病理产物得以外排，从而达到治愈痧证的目的。因很多病症刮拭过的皮肤表面会出现红色、紫红色或暗青色的类似"沙"样的斑点，人们逐渐将这种疗法称为"刮痧疗法"。

虽然刮痧疗法形成的具体时间已不可考，但其长期以来流传于民间。宋元之际，民间已比较广泛地流传用汤匙、铜钱蘸水或油刮背部，以治疗腹痛等症并总结出经验，这些经验已引起了医学家们的注意。《保赤推拿法》记载："刮者，医指挨皮肤，略加力而下也。"这时的刮痧多用于治疗痧证，即夏季外感中暑或湿热温疟疫毒之疾，皮肤每每出现花红斑点。

元明时，中医书籍中有了更多的刮痧记载。例如，张景岳在其著作中对刮痧疗法的作用机理及部位进行了论述："刮痧法，背脊颈骨上下，又胸前胁肋两背肩，臂痧用铜钱蘸香油刮之或用刮舌抿子脚蘸香油刮之；头额、腿上痧用棉纱线或麻线蘸香油刮之。"之后，著名医学家张璐总结性地指出，"尝考方书，从无痧证之名，世俗以瓷器蘸油刮其背上，随发红斑者，谓之曰痧"，"举世有用水搭肩背及臂者，有以苎麻水湿刮之者，有以瓷油润之者"。

清代医家郭志邃撰写了第一部刮痧专著——《痧胀玉衡》，对痧的分类、病源、表现、流行、工具、刮痧方法及综合治疗法等方面都作了详细论述。如在治疗方面就指出："背脊颈骨上下及胸前胁肋、两背肩痧，用铜钱蘸香油刮之。头额腿上痧，用棉沙线或麻线蘸香油刮之。大小腹软肉内痧，用食盐以手擦之。"郭氏对痧气胀塞肠胃、阻塞经络导致的痧胀有独到见解，指出此病总以攻毒开泄为主。痧在气者宜刮之，痧在血分者宜刺之，痧在皮肤者宜淬之，痧在脏腑者宜荡涤之。该书不但奠定了痧证研究的理论基石，而且总结了痧证临床治疗的丰富经验，对后世影响较大。

吴尚先在《理瀹骈文》中总结了不少刮痧疗法的运用。对治疗伤寒发斑、阴痧、阳痧等都有详细记载；吴道源撰《痧证汇参》指出："痧不兼痢，刮放即愈。"在实际经验中，强调了兼用刮痧、调气、导痧等方法的综合治疗思想等。

刮痧疗法的现代发展

20世纪90年代以来，在全球回归自然疗法的热潮中，刮痧疗法迅猛成势，并有多部著作面世。吕季儒《吕教授刮痧健康法》，王敬、杨金生《中国刮痧健康法》，张秀勤、郝万山《全息刮痧法》，侯志新《经络微针穴区刮痧法》，孔垂成《中医现代刮痧教程》等10余部，这一切使刮痧疗法登上了医疗保健的舞台。这些著作有两个主要特征："在理论上，由经验刮痧发展成为中医针灸经络理论指导，循经走穴，内症外治的辨证刮痧；在实践中，扩大了刮痧疗法的应用范围，由原来的治疗痧病发展到内外妇儿等科近400种病症，并涉及到消除疲劳、减肥、养颜养容等养生保健领域。

刮痧疗法发展到现在，已由原来粗浅、直观、单一的经验疗法，上升到有系统中医理论指导、有完整手法和改良工具、适应病种广泛的自然疗法之一。其中刮痧工具由刮子脚、苎麻、棉纱线、麻线、铜钱、瓷碗、瓷调羹，发展到今天人们最常用的水牛角和玉石刮痧板；刮痧介质由水、香油、桐油、芫荽酒、盐姜汁，发展到今天刮痧专用的刮痧油和刮痧润肤乳；刮痧部位由从前单一的胸腹部、肩背部、四肢部、头顶部，扩大到今天循经走穴、内症外治所适用的体表大部；刮痧手法从由上而下，由轻渐重的刮摩擦之以及常常配合使用的"放痧""扯痧""粹痧""拍痧""撮痧""钳痧""拈痧""扭痧""夺痧""提痧""掐痧"等等，发展到今天的轻刮法、重刮法、直线刮法、弧线刮法、点压法、按揉法、角刮法、边刮法、梳头法、摩擦法、弹拨法、拍打法、逆刮法、揪痧法、颤刮法、挑刮法以及刮痧与拔罐、刮痧与按摩配合的各种手法30多种；刮痧治疗范围已在传统刮痧主要治疗痧证的基础上广为扩大，已能治疗内科、妇科、男科、儿科、外科、皮肤科、伤科、眼科等11大类400多种病症。它已不仅仅是流行于民间的特色疗法，也是当今医疗机构针对骨关节疼痛性疾病的常用治疗方法，作为非药物外治法的刮痧疗法，它源于古代，盛于明清，如今正以崭新的面貌为我们的健康服务。

刮痧是您最好的家庭医生

在发达国家，多数家庭都有自己的家庭医生。当家庭成员患病或有健康疑问时，都可以通过家庭医生得到解决。

那么，什么是家庭医生呢？所谓家庭医生也叫全科大夫，主要是指以家庭医疗保健服务为主要任务，提供个性化的预防、保健、治疗、康复、健康教育服务和指导，使服务对象足不出户就能解决日常健康问题和保健需求、得到家庭治疗和家庭康复护理等服务的医生。

在我国，由于各种原因的限制，家庭医生还无法普及。不过，有一种中医疗法却具有家庭医生般的服务功能，那就是刮痧疗法。之所以如此说，是因为刮痧疗法简便易行，不良反应小，不受条件的限制，疗效也比较明显，尤其是服药困难的患者或不能采用其他治疗方法时，更能发挥它独到的优势。

此外，刮痧疗法的刮拭手法结合了按摩、点穴、针灸等手法，使刮痧成为一种不直接用手的按摩、点穴疗法，不用针刺入肉的类杵针样的针灸疗法，不用拔罐器的拔罐疗法，用刮痧板就可疏经通络的气功导引方法。由于以上特点，中国刮痧保健法的治疗范围在传统刮痧疗法主要治疗痧病的基础上有了很大的扩大。过去所说的"痧"，主要是指多发于夏秋两季的中暑、外感等急性病症，但现在已经扩展到内科、妇科、男科、儿科、外科、皮肤科、伤科、眼科等 11 大类数百种病症。

刮痧疗法作为一种简便高效的治疗方法，具有调血行气，活血化瘀，舒筋通络，畅通血脉，驱邪排毒，健脾和胃，通经止痛，清热解毒，开窍醒神等作用，已广泛应用于内、外、妇、儿等科的多种病症及美容、保健。

不过，刮痧虽然具有如此神奇的功效，但是刮痧不能太随便，需要掌握一定的中医理论、经络知识以及刮痧的常识。可以预期的是，中国刮痧疗法必将以其易学、易行、疗效明显的特点为人类健康事业作出巨大的贡献。

刮痧，这种看似与"自残"无异的古老疗法，究竟是怎样起到治病保健作用的？

刮痧为什么能保健治病

中医对刮痧作用的认识

1. 刮痧可活血化瘀，祛瘀生新。

人体肌肉、韧带、骨骼一旦受到损伤，则在局部产生瘀血，使经络气血流通不畅，若瘀血不消，则疼痛不止。这时在局部或相应腧穴刮痧，可调节肌肉的收缩和舒张，促进刮拭组织周围的血液循环，从而起到活血化瘀、祛瘀生新的作用。

2. 刮痧可舒筋通络。

现如今，越来越多的人不断受到腰背痛、颈椎病、肩周炎的困扰。之所以如此，是因为人体的"软组织"（主要指韧带、筋膜、关节囊）受损伤时，肌肉就会处于紧张、收缩甚至痉挛状态，进而出现疼痛。刮痧疗法主要是增强局部血液循环，使局部组织温度升高。另外，刮痧板的直接刺激，提高了局部组织的痛阈。再者是使紧张或痉挛的肌肉得以舒展，从而消除疼痛。刮痧可以舒筋通络，消除疼痛病灶，解除肌紧张，在明显减轻疼痛症状的同时，也有利于身体的恢复。

3. 刮痧可调整阴阳，实现阴阳平衡。

中医指出，"阴平阳秘，精神乃治"。这说明，只有机体阴阳关系达到平衡，才能化解疾病。刮拭对人体功能有双向调节作用，可以改善和调整脏腑功能，使其恢复平衡。

4. 刮痧可增强正气。

中医将人体的免疫功能称为正气。正气代表机体的调节适应能力、防御疾病能力和病后的康复能力。相反，阻碍机体正常生长和导致疾病的因素，为邪气。正气充足，抗病能力自然强。经常刮痧，可以疏通经络，调整脏腑气血，激发人体的保健系统，培植正气，提高体质，增强抗病能力。

5. 清热消肿，软坚散结，祛痰解痉，扶正祛邪。

通过放痧手法的刺激，可使热邪疾出，以达清热的目的，使内部阳热之邪透达体表，最终排出体外，以清体内之蕴热、肿毒。

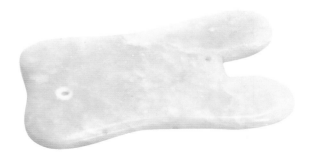

西医对刮痧作用的认识

1. 镇痛。刮痧是消除疼痛和肌肉紧张、痉挛的有效方法，主要机制有：加强局部循环，使局部组织温度升高；刮痧板的直接刺激，提高了局部组织的痛阈；紧张或痉挛的肌肉通过刮痧板的作用得以舒展，从而解除其紧张痉挛，以消除疼痛。

2. 排出毒素。刮痧可使局部组织的血管扩张及黏膜的渗透性增强，使血液得到净化，增强全身抵抗力，减轻病势，恢复机体的代谢活力。其适应证有感冒、发烧、中暑、头痛、肠胃病、落枕、肩周炎、腰肌劳损、肌肉惊挛、风湿性关节炎等。

3. 自身溶血。刮痧、出痧的过程是一种血管扩张渐至毛细血管破裂、血液外溢、皮肤局部形成瘀血斑的现象。血凝块（出痧）不久即能溃散，而起到自体溶血的作用，这样可使局部组织血液循环加快，新陈代谢旺盛，营养状况改善，同时使人体的防御能力增强，从而起到预防和治疗疾病的作用。

4. 促进新陈代谢。对循环系统来说，刮拭可以使血液和淋巴液的循环增强，使肌肉和末梢神经得到充分的营养，从而促进全身的新陈代谢；对呼吸系统来说，刮拭具有镇静作用；对神经系统，刮拭可以刺激神经末梢而增强人体的防御功能；对免疫系统，刮拭刺激可增强细胞的免疫能力。

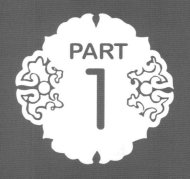

PART 1

刮痧需要知道的基本常识

　　刮痧的器具虽然简单，但并非所有器具都可以用来刮痧。如果刮拭工具或方法不当，不仅起不到刮痧效果，反而还会损伤身体。现代刮痧与古代刮痧有所不同，因此充分了解现代刮痧的基本常识，是正确刮痧的基础。

刮痧的主要理论基础

刮痧的主要理论基础主要有以下三个方面：

经络学说

经络是人体气血的主要通道，也是人体生理病理信息传递的主要通道。《灵枢·经脉篇》中所言："经脉者，所以能决生死，处百病，调虚实，不可不通。"《灵枢·海论》说："凡十二经脉者，内属于脏腑，外络于肢节。"经络能够沟通脏腑与体表、肌肉、筋骨、四肢百骸等一切组织器官，形成一个互相关联的统一整体，刮痧通过刮痧板刺激人体体表的经络腧穴，调畅气机，疏经通络，活血祛瘀，使阻滞经络的邪气从表而解。另外各种疾病经过刮痧治疗多有"痧象、痧证"现之于体表皮部，因此根据刮痧后皮肤出现的"痧象、痧证"，可以协助诊断及判断疾病的轻重和预后。

脏腑学说

中医认为，人体是一个有机整体，身体内外有着密切的联系。正如《丹溪心法》所言"有诸内者必形诸外"。无论是由外邪所引起还是由内伤所引起的机体脏腑功能紊乱以及脏腑阴阳气血的失调，其本质（内部病变）会通过现象（外部症候）表现出来。如《素问·皮部论》所说，"邪客于皮肤腠理开，开则邪客于络脉，络脉满则注入经脉，经脉满则入合于脏腑也"，这也为辨证施治提供了依据。刮痧疗法通过对体表的刺激，疏通经络，通过经络的传导，起到调节脏腑气血阴阳、恢复脏腑功能的作用。

全息理论

全息理论认为，机体每一局部均含有整体信息。中医学在治疗局部器官的疾病时，注重从整体调节入手，而在诊断和治疗全身疾病时，又可采取局部的观察和刺激的方法。中医学这一传统诊疗方法又叫作"全息诊疗学"。

了解人体的经脉

我国民间刮痧保健的历史悠远，其原理是中医经络"通则不痛，痛则不通"的医理。人体一切疾病都与经络不畅通有直接关系。经络不通，就会阻碍气血畅流，影响人体内的细胞营养供应不足，使细胞提前老化，进而造成新陈代谢及免疫功能下降。

刮痧疏通经络

《黄帝内经》认为，人生下来、活下去、生病、治病的关键都与人体的经络是否畅通、气血是否流畅有关。俗话说：要想寿命活得长，全靠日常经络养。"养"就是要疏"三通"，即经络通、气血通、肠道通。

根据中医理论，在人体皮肤上进行刮治经络，就能起到防病治病、内病外治的作用。这是因为皮肤与经络、四肢、五脏、六腑、九窍都有密切关联；又因为，刮拭皮肤后，经络和穴位都将受到循经走穴的刺激，就能激发人体内的细胞活化，使血液循环畅通、免疫功能增强。

经过刮痧，被堵住的经络疏通了，受阻的气血流畅了，快要形成的瘀血将得到化解，这样对改善微血管循环、排除体内毒素、防止皮肤衰老都大为有益；皮肤神经组织受到良好的传导，身体得到舒适的反应，增强了免疫功能，促进了新陈代谢和自我修复机体的功能，达到有病治病、无病强身、刮治经络的目的。

经络与穴位是一个整体，不可分割。穴位是经络上的"门户"，更是中医诊断病情的重要参考依据，因为点压穴位时会出现四种反应。如大肠经上的合谷穴，按压感觉酸，表明此穴位储存的血液不足；如发胀，血是够，而"气"不足；如发麻，那就是气和血都不足；若是痛的，那就是此条经络不畅通，告诉你此条经络所在的脏器有病了：如通向胃的则为胃有病，通向肝的则为肝有病。

刮痧疗法的疗效是实实在在的。刮痧疗法不仅对一般的头痛脑热效果显著，对心脑血管病、失眠、慢性疲劳、贫血、骨关节疾患、胃炎、胃痉挛、习惯性便秘、痔疮、肥胖、晕车、耳鸣、牙痛、痛经等症也很有效。

十二经络

在中医中，经脉是指人体内气血运行的通路。经络具有一定的循行规律，具备远程循经联系功能，是由深浅不一的带脉、疏密不同的络脉以及数目固定的经穴相互结合而成。

中医将经脉分为奇经（奇经介绍附后）和正经两大类。正经，则包括十二经脉，即手太阴肺经、手厥阴心包经、手少阴心经、手阳明大肠经、手少阳三焦经、手太阳小肠经、足太阴脾经、足厥阴肝经、足少阴肾经、足阳明胃经、足少阳胆经、足太阳膀胱经，合称"十二经脉"，正经是人体气血运行的主要通道。

作为经络系统的主体与核心，十二正经的命名是根据其阴阳属性、所属脏腑、循行部位综合而定的。它们分别隶属十二脏腑，各经用其所属脏腑的名称，结合循行于手足、内外、前中后的不同部位，并依据阴阳学说，给予不同的名称，如手太阴肺经，所属脏腑为肺脏，故取名为肺经。其他类同。

十二经脉有一定的起始终止部位，一定的向心走行方向，一定的循行部位，一定的交接交会规律，与脏腑、形体、官窍有固定的属络关系。此外，十二经脉上分布着众多经穴，是经气运行的主要通道，也称气道。

刮痧的对象，即是机体之上的经穴。十二经脉通过手足阴阳表里经络的联接而逐经相传，从而组成了一个周而复始、环环相扣的传注系统。气血通过经脉即可内至脏腑，外达肌表，营运全身。

十二经脉的气血运行是从手太阴肺经开始，依次传至手阳明大肠经，足阳明胃经，足太阴脾经，手少阴心经，手太阳小肠经，足太阳膀胱经，足少阴肾经，手厥阴心包经，手少阳三焦经，足少阳胆经，足厥阴肝经，再回到手太阴肺经。首尾相贯，如环无端。

关于十二经脉的作用，可以用一句话概括：联络脏腑、肢体，运行气血，濡养全身。

奇经

奇经与十二正经不同，既不直属脏腑，又无表里配合关系，其循行别道奇行，故称奇经。其功能主要是沟通十二经脉之间的联系，且对十二经气血有蓄积渗灌等调节作用。奇经共有八条，即任脉、督脉、冲脉、带脉、阴跷脉、阳跷脉、阴维脉、阳维脉，合称为"奇经八脉"，奇经具有统率、联络和调节正经的作用。

刮痧疗法的取穴

局部取穴

根据所有穴位都有治疗其所在局部疾病的作用这一前提，以及有些穴位还可以治疗其附近器官和组织疾病的特点，进行局部取穴，即在受病的脏腑、器官、肢体的部位，就近选取腧穴进行刮痧。如肾病取肾俞穴、志室穴；肩病取肩髃穴、臑俞穴；面颊病取颧髎穴、颊车穴，口齿病取大迎穴、承浆穴等。此法在临床上应用较广，既可单取一经，亦可数经同用，旨在就近调整受病经络、器官的阴阳气血，使之达到平衡。

循经取穴

首先要诊断查清病变属于哪一条经络，哪一脏腑，然后即可循经取其有关经络的四肢部位（多为肘膝以下的腧穴），这种方法多用于头面、躯干、内脏的疾病。如：胃痛取足三里穴、耳病取中渚穴等。

1. 按神经分布取穴：按照脊神经及其所形成的神经丛、神经干的分布区域，躯干、内脏或四肢有病时，可选用某些分布在躯干部的神经干通络上的穴位来进行治疗。

2. 对称取穴：在病变相对称的部位，选其相应点，如：左肘疼痛选右肘部位的相应点，或膝部相应部位的穴位。这种方法用于肢体疼痛性疾病患者较多。

远部取穴

即在受病部位的远距离取穴治疗，此法在具体应用时，有本经取穴和异经取穴之分。

1. 本经取穴。在诊断病变属于何脏、何经之后，即可选取该经有关部位治疗。例如脾病取太白穴、三阴交穴，急性腰痛刮委中穴，肺病刮太渊穴、鱼际穴等。

2. 异经取穴。许多疾病的病理变化，在脏腑与脏腑间往往是彼此关联，相互影响的。因此治疗必须统筹兼顾。如，呕吐属胃病，当取中脘穴、足三里穴。若由肝气上逆导致胃气不降而呕吐者，应同时取太冲穴、肝俞穴平肝降逆，使胃不受侮，而呕吐可平。异经取穴法在处理错综复杂病例的过程中，应用非常广泛。

对症选穴

针对个别症状的治疗措施，一般属于治标的范畴。例如大椎穴退热、神门穴安神、关元穴温阳，等等。个别症状的解除，可以为治疗本病创造有利条件。应用时根据病情的标本缓急，适当地采用对症选穴，是刮痧治疗中不可忽视的环节。

痛点选穴（阿是穴）

即选取压痛点进行刮痧。临床上应用压痛点治疗击仆、扭伤、痹证等疼痛，均有较好的效果。阿是穴便是局部取穴中最典型的一种。在选穴原则的基础上，根据各种不同的病症的治疗需要，选择具有协调作用的两个以上的穴位加以配伍应用。

刮痧疗法的必选腧穴

全身疾病：大椎、足三里；呼吸系统疾病：风门、肺俞、膻中；循环系统疾病：心俞、厥阴俞、脾俞、神道、巨阙；消化系统疾病：肝俞、脾俞、胃俞、三焦俞、大肠俞、胆俞、中脘、上脘、天枢；泌尿系统疾病：脾俞、肾俞、膀胱俞、中极；内分泌系统疾病：肺俞、心俞、肾俞；神经系统疾病：心俞、肝俞、肾俞、神道、灵台；脑血管疾病：心俞、神道、灵台；运动系统疾病：肾俞、脾俞、肩髃、肩贞、肩中俞、肩外俞、环跳、殷门、伏兔、风市；皮肤疾病：风门、肺俞。

生物全息理论与全息刮痧的关系

全息与全息现象

所谓全息，是"全部信息"的简称。全息现象，则是指局部包含整体全部信息的现象。如，自然界中的一段树枝，就是整棵树的缩影；动物中斑马肢体的斑纹数目与躯干上的斑纹数目相等。这说明，看得见的局部包含了整体的全部信息。人体内的经络也是看不见的。无论是看得见还是不能直接看见的，生物体局部都包含着整体全部信息的现象，这就叫生物的全息规律。

由生物全息理论可知，人体内脏腑气血的病变可反应于体表的各个组织器官，人体每一个区域的病变都蕴藏着机体脏腑、气血、阴阳盛衰的全部信息。遍布人体全身的经络是运行气血、联络脏腑肢节、沟通上下内外的通路。只有经络保持通畅、气血运行无阻，肌肤才会因此而得以荣润。

全息穴位

人们发现，人体全身的穴位分布，在手、足、耳等身体器官上都有缩影。整体和局部相互对应，局部包括了整体的全部信息，局部与整体穴位相对应的局部穴位就称之为全息穴位。

全息穴位与其对应的穴位是具有相同功能的，根据生物全息律，当我们要刺激某个穴位来缓解病症时，并非一定要刺激这个穴位，可以在手、足、耳上找到对应的穴区进行刺激，其作用和前者相同。一只耳朵上的穴位与一个人整个身体上的穴位相对应，而手部、足部的反射区则与机体脏腑器官相对应。

全息穴区与同名脏腑器官的关系

研究表明，全息穴区与对应同名脏腑器官具有生物学上的相似性，因此产生病变效应和治疗效应的对应性。当某个脏腑器官发生病变时，其病理信息就会沿着经络传递到全息穴位，然后在全息穴位表现出某种生理病变。这些生理病变在刮痧时，会以肤泽变化、结节、压痛感，甚至以出痧的形式表现出来。对这些病变区域进行刮痧，就会促使该区域对应的脏腑器官的气血运行，从而调动其调节能力，增强身体抗病能力，达到保健治病的目的。

全息理论是全息刮痧的依据。根据生物全息理论，选取穴区进行刮痧治疗的方法称为全息刮痧法。全息刮痧法对提高刮痧疗效具有巨大的作用。通过生物全息理论选取人体局部区域进行刮拭，不仅可以预防疾病，还可以调节阴阳气血，治疗病症。

刮痧工具及介质

刮痧工具包括刮痧板和润滑剂。工具的选择直接关系刮痧治病保健的效果。古代用汤勺、铜钱、嫩竹板等作为刮痧工具，用麻油、水、酒作为润滑剂。这些工具虽然取材方便，能起到一定的刮痧治疗作用，但因其简陋、本身无药物治疗作用，均已很少应用。现多选用经过加工的有药物治疗作用和没有副作用的工具。这样的工具能发挥双重的作用，既能作为刮痧工具使用，其本身又有治疗作用，可以明显提高刮痧的疗效。

刮痧工具

刮痧板是刮痧的主要工具。目前各种形状的刮痧板、集多种功能的刮痧梳相继问世，其中有水牛角制品，也有玉制品。刮痧板通常为长方形，边缘光滑，四角钝圆。刮痧板的两个长边，一边稍厚，一边稍薄。薄面用于人体平坦部位的治疗刮痧，凹陷的厚面适合于按摩保健刮痧，刮痧板的角适合于人体凹陷部位刮拭。

刮痧板主要有以下几种：

美容刮痧玉板

面部美容刮痧玉板其边角的弯曲弧度是根据面部不同部位的解剖形态设计的，短弧边适合刮拭额头；长弧边适合刮拭面颊；两角部适合刮拭下颌及鼻梁部位。

玉石刮痧板

玉石刮痧板为长方形，边缘光滑、四角钝圆。其两长边可刮拭身体平坦部位的全息穴区和经络穴位，一侧短边除适用于人体凹陷部位刮拭外，更适合做脊椎部位及头部全息穴位的刮拭。

多功能刮痧板梳

水牛角全息经络刮痧板梳与玉石刮痧板形状基本相同，只是一个长边设计成了粗厚的梳齿状，这样便于疏理头部的经穴，既能施以一定的按压力，又可避免伤及头部皮肤。

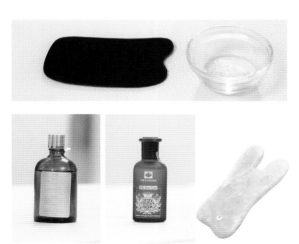

如何选择刮痧的工具

只要是边缘比较圆滑的东西，如梳子、搪瓷杯盖子等，都可以用来刮痧。如果长期使用或作为治疗，还是用正规一些的刮痧板比较好。

材质

牛角刮痧板

牛角可分为水牛角、黄牛角、牦牛角。水牛角味辛、咸、寒，药用功效最好，水牛角具有清热解毒、凉血定惊、活血化瘀、消肿止痛作用；黄牛角跟水牛角的功效是一致的，没有太大的区别，但功效较弱。天然水牛角刮痧板，对人体肌表无毒性刺激和化学不良反应，而且水牛角本身是一种中药，具有发散行气、活血和润养作用。牦牛角酸、咸、凉，无毒，有清热解毒、凉血熄风、凉血止血的作用，其凉血作用比较强。

特别提醒

牛角不可以水泡、火烤或电烤。刮痧后需要立即把刮痧板擦干，涂上几滴活血剂，并存放于刮痧板套内。刮痧板如果受到气候干燥的影响出现裂纹，或使用时不慎断裂，可以用适当粗细的砂纸磨制、修整后再次使用。

玉刮痧板

玉石分为岫岩玉、玛瑙玉石，玉有软、硬两种，平常说的玉多指软玉，硬玉常指翡翠。汉白玉是白色大理石，因其从汉代开始利用，硬度高，似玉而非玉，故得名"汉白玉"。玛瑙是玉石的一种，颜色绚丽丰富，硬度大，多以小巧玲珑剔透样式为主，既可作装饰品又可自我随时保健。

玉性味甘平，入肺经，润心肺，清肺热。据《本草纲目》介绍，玉具有清音哑、止烦渴、定虚喘、安神明、滋养五脏六腑的作用，是具有清纯之气的良药，可避秽浊之病气。玉石含有人体所需的多种微量元素，有滋阴清热、养神宁志、健身祛病的作用。玉质刮痧板有助于行气活血、疏通经络而没有不良反应。相比较而言，白玉有镇静安神之功；青玉使人精力旺盛；岫岩玉寒凉，清热润肤，特别制作的美容器具，有养颜美容的神奇作用；玛瑙能清热明目。

特别提醒

玉刮痧板用完后要用清洁、柔软的白布抹拭，放在妥当之处，避免与硬物碰撞，尽可能避免灰尘，避免与化学药剂、肥皂接触；避免阳光长期直射，不可放置于暖气等发热发干之处，最好保持自然温度。

砭石类

砭石类的刮痧工具应该是最理想的。砭石在选料上非常重要，最具代表性的是泗滨产的浮石。砭石具有疏通经络、清热排毒、扶正祛邪、活血化瘀、消炎镇痛、软坚散结、祛寒解热等功能。砭石具有温润祛寒的特点，刮拭时温热而舒服，对虚性疾病、寒痛症状、湿寒黏腻体质效果较佳。不仅如此，砭石每摩擦人体一次，就能产生有益于身体健康的超声波脉冲，是所有材质之首。其特殊的微晶结构，使其质感非常细腻，摩擦人体使人感到非常舒服。悦耳的声音能使人镇定，心旷神怡。用于保健治疗的砭石有灰色、灰褐色、黑色等颜色。我们要从医疗保健角度考虑，以红外线、超声波、单晶体、声音的清脆纯正来选择。

陶瓷类

作为牛角的替代品，陶瓷经济实惠、适应皮肤感知度，掺加牛角类骨粉，可以增加其药用价值。同时，添加软化制剂，则会生产出更适应皮肤硬度的板质，还能改进现有釉质，使其光滑坚硬，又不易损伤肌肤。陶瓷刮痧板是由古代百姓应用陶瓷勺演变而来，但比陶瓷勺的形制专业，功效更好。日常生活中经常有人用陶瓷勺来作为刮痧工具，需要注意的是，应选择光滑、无缺口、平面平整的瓷勺，操作时一定注意力度及瓷勺的角度方向，切不可一切瓷勺拿来就用，以免刮伤皮肤。

形状

鱼形刮痧板：根据人体面部生理结构设计的面部专用刮痧板，符合人体面部的骨骼结构，便于刮拭及疏通经络。鱼形刮痧板常用两只，左右手各一只配合使用。

梳形头部刮痧板：梳型的一端可用于头部经络的疏通，另一端为波浪型，可用于点按头部相应的穴位。梳形刮痧板用于刮拭头部活跃大脑皮层，点按百会穴及四神聪穴，增加记忆和思维能力，帮助缓解不安与焦虑，同时刺激毛囊，减少脱发，激发毛发再生，促使白发变黑，具有美发护发的功效。

三角形刮痧板：用于四肢及颈部刮拭、穴位的打通，可通利关节、疏通盘脉，使四肢活动自如，抗寒抵暖。并可活跃颈部网络组织细胞，防止颈部皮肤下垂，减缓衰老。

背部刮痧板：用于背部的刮痧、排痧，疏通背部经络。作用于全身肌肉厚实部位，疏通经络，可滋润全身肌肤亮丽，祛病强身，延年益寿。

多功能刮痧板梳

水牛角全息经络刮痧板梳与玉石刮痧板形状基本相同，只是一个长边设计成了粗厚的梳齿状，这样便于疏理头部的经穴，既能施以一定的按压力，又可避免伤及头部皮肤。

刮痧的运板方法与刮痧部位的选取

　　刮痧的运板方法就是指用来刮痧治病的刺激强度及方式。根据病情选择相应的刮痧法，是达到刮痧治疗效果的关键所在。不同的病症、不同的刮痧部位，需要选择相应的刮痧手法。只有如此，才能取得刮痧疗法的治疗效果。

　　大体而言，刮痧的运板方法主要有以下几种：

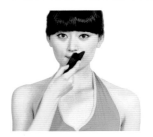

点按法

　　将刮痧板角部与穴位呈90度角垂直，向下按压，由轻到重，逐渐加力，稍后迅速抬起，使肌肉复原，多次重复，手法连贯。这种刮拭方法适用于无骨骼的软组织处和骨骼缝隙、凹陷部位，如人中穴、膝眼穴。

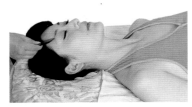

平刮法

　　操作方法与面刮法相似，只是刮痧板向刮拭的方向倾斜的角度小于15度，并且向下的渗透力比较大，刮拭速度缓慢。平刮法是诊断和刮拭疼痛区域的常用方法。

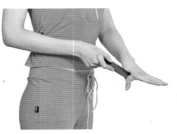

按揉法

　　垂直按揉法：将刮痧板的边缘以90度角按压在穴区上，刮痧板始终不离开所接触的皮肤，做柔和的慢速按揉。

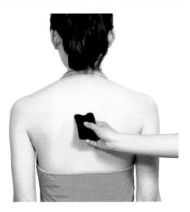

双角刮法

　　用刮痧板凹槽处的两角部刮拭，以凹槽部对准脊椎棘突，凹槽两侧的双角放在脊椎棘突和两侧横突之间的部位，刮痧板向下倾斜45度，自上而下地刮拭。这种刮拭法常用于脊椎部位的诊断、保健和治疗。

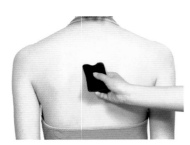

角刮法

　　单角刮法：用刮痧板的一个角部在穴位处自上而下刮拭，刮痧板向刮拭方向倾斜45度。

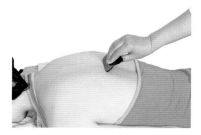

面刮法

面刮法是刮痧最常用、最基本的刮拭方法。手持刮痧板，向刮拭的方向倾斜30度至60度，通常是45度角应用得最为广泛。根据部位的需要，将刮痧板的1/2长边或整个长边接触皮肤，自上而下或从内到外均匀地向同一方向直线刮拭。面刮法适用于身体比较平坦部位的经络和穴位。

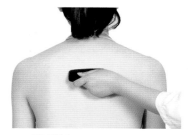

推刮法

操作方法与面刮法相似，刮痧板向刮拭的方向倾斜的角度小于45度（面部刮痧小于15度），刮拭的按压力大于平刮法，刮拭的速度也慢于平刮法，每次刮拭的长度要短。推刮法可以发现细小的阳性反应，是诊断和刮拭疼痛区域的常用方法。

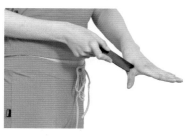

平面按揉法

用刮痧板角部的平面以小于20度角按压在穴位上，做柔和、缓慢的旋转运动，刮痧板角部平面始终不离开所接触的皮肤，按揉压力应渗透至皮下组织或肌肉。这种刮拭方法常用于对脏腑有强壮作用的穴位，如合谷、足三里、内关穴以及手足全息穴区等。

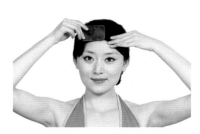

厉刮法

刮痧板角部与刮痧区域呈90度角垂直，刮痧板紧紧接触皮肤，并施以一定的压力，作短距离前后或左右摩擦刮拭。这种刮拭方法适用于头部。

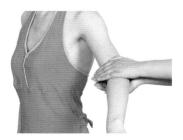

拍打法

将五指和手掌弯曲成弧状拍打，拍打手法多用于四肢，特别是肘窝和膝窝的经穴。需要强调的是，躯干和颈部禁用拍打法。

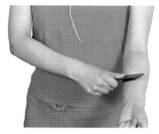

疏理经气法

沿着经脉循行部位，用刮痧板长边自下而上或自上而下循经刮拭，用力轻缓均匀，连续不断。刮拭面通常从肘、膝关节刮至指尖或足尖。

刮痧的补泻手法

刮痧疗法以刮痧板为工具进行治疗，对不同体质与不同病症患者应采用不同的刮拭手法。刮拭手法是根据刮拭力量和速度两种因素决定的。在临床上，主要分为三种手法：补法、泻法及平补平泻法。

什么是补法、泻法、平补平泻法

补法

补法刮拭按压力小，速度慢，能激发人体正气，使低下的机能恢复旺盛。临床多用于年老、体弱、久病、重病或形体瘦弱之虚证患者。

泻法

泻法刮拭按压力大，速度快，能疏泄病邪，使亢进的机能恢复正常。临床多用于年轻体壮、新病、急病或形体壮实的实证患者。

平补平泻法

平补平泻法亦称平刮法，有三种刮拭手法。第一种为按压力大，速度慢；第二种为按压力小，速度快；第三种为按压力中等，速度适中。具体应用时可根据患者病情和体质而灵活选用。其中按压力中等，速度适中的手法易于被患者接受。平补平泻法介于补法和泻法之间，常用于正常人保健或虚实兼见证的治疗。

大家需要注意的是，补泻手法的原则适用于上面介绍的面刮法、角刮法、拍打法。

各种手法的具体运用

首先，根据患者的体质和病情确定刮拭手法。不论何种证型，均应以补刮开始，然后根据体质和部位决定按压力的大小，再逐渐向平刮、泻刮法过渡，使患者有适应的过程。

虚证型患者，以补刮法为主，治疗过程中在补刮的基础上，对主要经络穴位，可以短时间运用平刮法，以增强治疗效果。实证型患者可以泻刮法治疗后，以补刮法收尾；或在治疗结束后，对所治经络采用疏经理气法调补气血。掌握脏腑辨证方法者，可据病情灵活运用，如虚实夹杂型，对经气实的经脉施以泻刮，经气虚的经脉施以补刮。

决定补、泻效果的因素

补、泻效果是由机体状态、腧穴特性和刮拭方法等因素决定的。刮拭方法是其中的一种因素。

机体状态与补泻效果有直接的关系，当

机体正气充足时，经气易激发，刮拭补泻调节作用显著；当机体正气不足，经气不易激发，刮拭补泻调节作用缓慢。

腧穴的特性也是一种因素，有些腧穴有强壮作用，如关元穴、足三里穴，刮拭这些腧穴可以补虚；有些腧穴有泻实作用，如肩井穴、曲池穴，刮拭这些腧穴可以泻实。中医经络的理论认为，"顺经气而行则补，逆经气而行则泻"。

分清虚实再刮痧

很多人都想运用刮痧疗法保健养生，但不知道自己是否适合刮痧。分清虚实刮痧是选择保健技法的前提，也是决定刮痧手法的重要因素。

一个人病了，不是内外邪气作祟，就是身体的正气不足。这个内外邪气，相当于西医讲的病毒、细菌等对人体有害的各种因素，中医称之为"六淫"和"七情"等；而正气就相当于人体的抵抗力和免疫力。

简单点说，正气不足的时候，身体出现的各种不适，就叫虚证。如果正气比较足，但是病邪太强大，正气不能抵御病邪，这就属于实证。在九种体质里，阳虚、阴虚、气虚都属于虚证，而痰湿、湿热、血瘀体质，有些是实证，也有些是虚实夹杂证。一般来说，实证最适宜刮痧。

虚证也可用刮痧

刮痧疗法对于实证效果是又快又好，那是不是虚证就不能刮了呢？并不是这样的，每一种疗法都有不同的手法。同样是刮痧，它既有补的效果，也有泻的作用，就看使用的人怎么刮了。

针对虚、实两种情况，按照"实则泻之，虚则补之"的原则就不会出错。刮痧的补泻手法是按压力大小和速度快慢两个因素决定的，刮痧除了能排毒，也可起到"补"的作用，专业术语分别称为"泻法"与"补法"。如果刮拭按压力小、刮拭速度慢，刺激时间较长，就算是"补法"，这种手法适用于年老、体弱、久病、重病或体形瘦弱之虚证患者。刮拭按压力大、刮拭速度快，刺激时间较短则为"泻法"，适用于年轻体壮、新病、急病、形体壮实的患者。选择痧痕点数少，为"补法"；选择痧痕点数多，则为"泻法"。操作的方向顺着经脉运行方向者为"补法"；操作的方向逆经脉运行的方向者为"泻法"。刮痧后进行温灸者为"补法"；刮痧后进行拔罐者为"泻法"。

体弱、虚性体质的人，应采用按压力小、速度慢的补法刮拭。时间要短，部位要少。只需刮到皮肤微热、毛孔微张，就能激发鼓舞正气。不出痧或少出痧时，多采取隔衣刮拭，或多有补益作用的穴位进行按揉，都有补益的效果。

虚实兼有的人，如血瘀体质就是这样的一个典型。虚实兼见证可用按压力中等、速度适中的平补平泻法刮拭。刮拭时间不可过长，每次出痧不可过多，毛孔不要开张得太大，以祛邪而不伤正气为准。

实证体质的人，多采用按压力大、速度慢的平补平泻手法刮拭。一般虚证体质会出痧，刮出痧来保健效果出现得快。无论出痧与否，都应刮至毛孔开张，即有宣泄病气的效果。实证型患者可以泻刮法治疗后，以补刮法收尾。或在治疗结束后，对所治经络采用疏经理气法调补气血。掌握脏腑辨证方法者，可据病情灵活运用，如虚实夹杂型，对经气实的经脉施以泻刮，经气虚的经脉施以补刮。

刮痧步骤及要领

🌿 刮痧的步骤

首先，选择环境、器具

刮拭时，最好选择冷暖适宜的室内环境为佳。室温过高时应避免空调或风扇的冷气直吹；室温低时应注意保暖。

至于刮拭器具，则要选用专门用于刮痧的刮痧板和刮痧油。刮痧之前，要检查刮痧板是否厚薄适中、边缘光滑，有无裂纹及粗糙处，以免划伤皮肤。如果要对面部进行刮痧诊断，则要用美容刮痧玉板和美容刮痧乳。

其次，选择体位

刮拭颈背部、胸部可采取坐位，选择有靠背的椅子，被刮者根据治疗部位的需要，或背靠椅背座位，或面向椅背骑坐，双臂放在椅背上，使身体有所依靠。

再次，选定并暴露刮痧部位

选定诊断刮痧部位，并充分暴露出所刮拭的部位，将刮拭部位下面的衣服用纸巾保护好。如刮拭部位皮肤不清洁，要先用温热毛巾清洁皮肤。

接着，开始刮拭

在刮拭的全息穴区和经络穴位处涂刮痧油；选择面部作诊断时，应先涂敷美容刮痧乳，然后根据刮拭部位选择适当的刮痧方法刮拭。

最后，结束刮拭

刮拭完毕后，可用清洁的纸巾按压在所刮之处，边擦拭残留油渍，边进行按揉，利于毛孔回缩复原。迅速穿衣保暖，饮适量温开水。

🍃 刮痧时要掌握的要领

刮拭角度：通常而言，刮痧板与皮肤间的夹角要小于45度，在疼痛及敏感部位，则角度要小于15度。

刮拭长度：通常以穴位为中心，大约7～15厘米。若刮拭的静脉较长，则可分段刮拭。

刮拭速度：速度、力度都要均匀。

刮拭力度：刮拭过程中要始终保持一定的按压力度。不过，骨骼突起处、脂肪较少处以及大血管所在处都要适当减轻按压力度。

刮拭时间：一般情况下，刮拭时间保持在30分钟之内。身体强壮者可以适当延长刮拭时间，身体虚弱者则可适当缩短刮拭时间。

刮痧间隔：直接在皮肤上刮痧，同一部位，间隔应以局部皮肤恢复正常、疲劳和触痛感消失、痧斑全部消退为准。

刮痧的顺序和方向：刮拭顺序：一般都是先刮阳经，后刮阴经，先头部、颈背部，后胸腹部、四肢；先上部，后下部。刮拭的方向：躯干和四肢都是从上向下；当肢体有静脉曲张或肢体浮肿时，要从下往上刮拭。

进行面部刮痧的时候，速度要慢，按压力要小，自内而外，依次按照额头区、眼周区、面颊区、口唇区、鼻区、下颌区的顺序轻轻刮拭。

刮痧的适应证

刮痧疗法的适用范围非常广泛，凡是按摩疗法和针灸疗法可以防治的疾病，都可以采用刮痧疗法。无数临床实践表明，刮痧疗法不仅适用于痧证，而且还适用于内科、儿科、妇科、男科、外科、五官科、皮肤科等各种病症。具体如下：

疾病科属	病症类型
内科病症	感冒发热、咳嗽、头痛、腹泻、呕吐、哮喘、高温中暑、肺部感染、心脑血管疾病、急性阑尾炎、急慢性胃炎、急性胰腺炎、急慢性支气管炎、卒中后遗症、面神经麻痹、泌尿系感染、遗尿症、肠炎、便秘、腹泻、高血压、冠心病、糖尿病、胃下垂、胆囊炎、肝炎、水肿、神经性头痛、血管性头痛、坐骨神经痛、三叉神经痛、肋间神经痛、胆绞痛、白细胞减少症、胃肠痉挛以及失眠、眩晕、多梦、健忘、心悸、癫痫、神经官能症等病症。

外科病症	以疼痛为主要症状的各种外科病症。如急性扭伤，感受风寒湿邪导致的各种软组织疼痛，各种骨关节疾病，坐骨神经痛，肩周炎，落枕，慢性腰痛，风湿性关节炎，类风湿性关节炎，颈椎、腰椎、膝关节骨质增生，股骨头坏死等。
儿科病症	营养不良、食欲缺乏、生长发育迟缓、腮腺炎、百日咳、支气管炎、小儿感冒发热、腹泻、呕吐、遗尿等病症。
妇科病症	痛经、闭经、月经不调、乳腺增生、带下病、盆腔炎、乳腺增生、乳腺炎、子宫脱垂、不孕症、外阴瘙痒、产后缺乳、更年期综合征以及产后缺乳、产后腹痛等产后病。
男科病症	阳痿、早泄、遗精、前列腺增生、前列腺炎、男性不育症、男性更年期综合征等。
五官科病症	口腔溃疡、牙痛、鼻塞、鼻出血、鼻炎、鼻窦炎、慢性咽炎、扁桃体炎、咽喉肿痛、视力减退、泪囊炎、沙眼、目痒、弱视、青少年假性近视、急性结膜炎、耳聋、耳鸣等病症。
皮肤科病症	痤疮、湿疹、丹毒、荨麻疹、硬皮病、过敏性皮炎、带状疱疹、雀斑、皮肤瘙痒症、神经性皮炎、寻常性鱼鳞病等病症。

此外，刮痧还具有保健美容的功效。刮痧可使皮肤的新陈代谢加快，皮肤中的细胞得到充分的营养和氧气，毛孔的自然收缩变小，皱纹消除或减少，因此刮痧可以强身健体、减肥、美容养颜等。此外，产妇的妊娠纹也可以通过刮痧得以消除。

简而言之，除慎用症和禁忌症以外的各种病症，包括一些疑难杂症都可通过全息经络刮痧法进行防治。但需强调的是，病有轻重之分，症有虚实之别，在以上所列的各种病症中，有的可以单独使用刮痧疗法进行诊治，有的则需要结合其他疗法进行诊治。对于某些疾病，如果刮痧疗法效果不明显或无效时，可调整治疗方法，或改用其他疗法进行诊治，以免贻误病情。

刮痧的禁忌证

　　无论是中医，还是西医，都不是万能的。当然，刮痧疗法也不是万能的。对于刮痧疗法而言，它有适应范围，也有禁忌。

　　刮痧健康法对于大多数人都是适用的。但有以下情况的人不宜刮痧：

1 久病年老、极度虚弱、消瘦者须慎刮。

2 孕妇的腹部、腰骶部等部位不能刮痧，否则容易引起流产。

3 需要刮痧的部位有外伤：比如手臂挫伤、背部破皮或腿部骨折等。

4 有血友病或白血病：由于刮痧会使局部充血，血小板少者应慎刮。

5 醉酒、过饥、过饱、过渴、过度疲劳者禁刮。

6 下肢静脉曲张患者：此类人群最好不刮痧，若要刮痧也应谨慎，刮拭方向应从下向上，手法尽量放轻。

7 患有皮肤溃疡等皮肤病：因为刮痧要刮皮肤表层，若有溃疡，容易破裂感染，加重病情。

8 心力衰竭、肾衰竭、肝硬化腹水或全身重度水肿等患者：这些人刮痧易对身体造成更大的伤害。

　　此外，刮痧法要根据具体病情来施用：

1 妇女月经期下腹部慎刮。

2 原因不明的肿块及恶性肿瘤部位禁刮，可在肿瘤部位周围进行补刮。

3 新发生的骨折患部不宜刮痧，须待骨折愈合后方可在患部补刮。外科手术疤痕处亦应在两个月以后方可局部刮痧。恶性肿瘤患者手术后，疤痕局部处慎刮。

4 有出血倾向的疾病，如白血病、血小板减少症、过敏性紫癜症等不宜用泻刮手法，宜用补刮或平刮法。如出血倾向严重者应暂不用此法。

5 糖尿病、下肢静脉曲张刮拭方法。糖尿病患者皮肤抵抗力减低，血管脆性增加，不宜用泻刮法。下肢静脉曲张局部及下肢水肿者，宜用补刮法或平刮法从肢体远端向近端刮拭，以促进血液循环。

6 不同种类皮肤病刮拭方法。皮肤病患者，皮损处干燥、无炎症、无渗液、无溃烂者（如神经性皮炎、白癜风、牛皮癣等病症），可直接在皮损处刮拭。皮肤及皮下无痛性的良性结节部位亦可直接刮拭。如皮损处有化脓性炎症、渗液溃烂的以及急性炎症红、肿、热、痛者（如湿疹、疱疹、疔、疖、痈、疮等病症），不可在皮损处或炎症局部直接刮拭，可在皮损处周围刮拭。

刮拭痧象的提示

在刮痧刮拭完毕之后，被刮拭部位会出现不同的反应。有的反应属正常，有的则属不正常。因此，大家必须了解刮拭后哪些情况属于正常，哪些属于不正常。只有如此，才可安全有效地运用刮痧疗法。

正常反应

刮痧后，刮拭部位有热感，有的人则感觉体内有寒凉之气排出，多数人则会在刮拭皮肤处出现痧象，有时还可能在皮肤下深层部位触摸到或大或小的块样物，以上情况都属于刮痧的正常反应，大家可不必在意。不过，不同的痧象透露了不同的身体健康信息。

痧象在视觉上的提示

散在痧点

具体痧象：浅红色、痧斑，不太显著，与皮肤基本相平。

健康提示：说明身体健康。

轻度痧象

具体痧象：痧斑直径达2厘米左右，浅红色，分布较为密集，与皮肤基本持平。

健康提示：说明身体出现了微循环障碍，且经脉轻度缺氧，基本没有症状。这时，可

进行保健刮痧，以使身体更健康。

中度痧象

具体痧象：多个直径大于2厘米的紫红色、青色痧斑，有的与皮肤持平，有的高于皮肤。

健康提示：说明身体出现了中度微循环障碍，且经脉中度缺氧，有时会出现不适症状。这时，可进行预防性刮痧，以预防身体患病。

重度痧象

具体痧象：出现直径大于2厘米的暗青色、青黑色包块状痧斑，明显高于皮肤。

健康提示：说明身体出现了重度微循环障碍，经脉已经严重缺氧，身体经常出现不适症状。这时，除了要进行刮痧外，还要立即前往医院进行检查。

痧象在触觉上的提示

从温度上讲

健康提示：感觉有寒凉之气排出，说明经脉或者脏腑器官已遭寒邪侵入，因而缺氧缺血。

从疼痛感讲

健康提示：刮痧处酸痛，说明经脉或脏腑器官因气血不足而缺氧；刮痧处胀痛，说

明经脉或脏腑器官因气滞而缺氧；刮痧处刺痛，说明经脉或脏腑器官因血液瘀滞而缺氧。

从沙砾上讲

健康提示：刮痧处能摸到沙砾，说明经脉或脏腑器官气血瘀滞时间较长，身体正开始患病；刮痧处沙砾与疼痛并存，说明经脉或脏腑器官气血瘀滞时间很长且可能已经发生炎症，身体已出现轻微不适症状。

从结节上讲

健康提示：刮痧处只有结节，说明经脉或脏腑器官气血瘀滞时间较长，结节越大、越硬，说明缺氧越严重，但此时身体无不适症状；刮痧处结节与疼痛并存，说明经脉或脏腑器官气滞血瘀时间很长，身体已经出现不适症状。

从肌肉张力上讲

健康提示：刮痧处紧张僵硬或松弛柔软，说明身体气血运行不畅，经脉或脏腑器官已经缺氧，身体已经出现不适症状，需要及时去医院探查病情。

刮痧治疗应刮、放、排结合

痧证的疗法，主要是刮痧、放痧和排痧法。具体来说，若痧在肌肤或入于气分，应采用刮痧的方法，使痧毒尽透肌表而出，多适宜于外感疾病；若痧在血肉，痧毒难以外透肌表，应采用放痧的方法，使痧毒随血而出，多适宜于深部肌肉或骨关节疾病；若痧至脏腑经络、病程缠绵甚而昏迷不醒，或经刮放而痧毒不尽，则应选取清热解毒、顺气活血、通腑排毒等类方药治疗，达到排痧的目的，多适宜于慢性病或疑难杂症。

具体治疗时，不能将此三法机械地割裂开来，应视病情而定，联合使用，才能取得较好的治疗效果。

刮法

即刮痧法，在民间流传得最为广泛。目前多使用水牛角刮痧板或砭石刮痧板，形状多样的刮痧板配合灵活的刮痧手法，使刮痧成为不直接用手的按摩、点穴疗法，刮痧的应用范围扩大到能有效针对 400 多种常见病和多发病，进行预防，保健和治疗。

放法

又称刺法、放血法，人体有 10 处常见的放痧部位，即头部百会穴、印堂、两太阳穴、喉中两旁、舌下两旁、双乳、两手十指头、两臂弯，两足十指头与两腿弯。刺时只需针锋微微入肉，不必深入。刺头顶百会穴时，须挑破略见微血即可，不可直刺。有些部位则不能采用放刺法，如腿上的大筋不可刺，腿两边硬筋上筋不可刺等。放痧的器具，古代最为推崇银针。另外，放痧必须放尽，而食积、血瘀之类的阻滞痧毒，还可导致放痧数次而不愈，这时也要先消除其食积、血瘀之类，然后尽放其痧毒。其操作最好在医疗机构由医务人员进行，以掌握适应证并防出血过多，同时进行必要的消毒处理，以免造成感染。

排法

即采用服用药物的方法进行治疗。经过刮放之后，肌肤血肉之毒已除，但脏腑经络之毒未尽，需要采用治疗痧证的专门方药继续进行治疗，才能达到治愈疾病的目的。一般来说，采用方药治疗，首先要在肌肤血肉之痧毒经刮放尽后才能进行，否则很可能用药无效或者需要长时间服药；其次要辨证准确，用药得当。

人体中毒是个渐变过程，现代人的常见病和多发病的发病率提高了，特别是与生活习惯有关的心脑血管病、糖尿病以及肿瘤等，这些与人体中毒有密切的关系。毒素进入人体后，干扰了血液循环，影响了新陈代谢，破坏了人体的免疫协调能力，所以说"毒是万病之源"。历代排毒的治疗经验告诉我们，痧毒最易与肠胃食积相与为患。中毒主要的早期表现有：口臭有恶臭气体及便秘、腹泻、不规则肠道移动、胀气，经常性无明显原因的头痛，从一处转移到另一处的游走性周身疼痛，无明显原因的疲倦乏力，对某些食物过敏或对脂肪食物厌食；下半部、背腰部疼痛，对感染的抵抗力降低，需要长时间的睡眠，月经前综合征、乳房疼痛、阴道感染，肝或者胆囊疼痛；皮肤容易长皮疹、疖子、小脓包、痤疮等。

点线面位立体结合，提高刮痧的功效

刮痧健康法，其取得显著的疗效的关键，在于刮拭时点线面位的立体结合。只有在中医经络腧穴理论指导下，在刮痧过程中将刮拭部位的点线面位立体结合，循经走穴，辨证刮痧，才能提高刮痧显而易见的治疗效果，保障刮痧治疗的安全性。

点——压痛点

这里所说的"点"，除了中医外治法中常用的经典腧穴和以痛为腧的部位之外，还有一个很重要的位置，就是肌肉的附着点。

我们知道，疼痛与肌肉紧张有着密切关系。凡是疼痛的地方，肌肉必定紧张，肌肉紧张又势必疼痛。这就是《黄帝内经》中"不通则痛""痛则不通"的道理所在。

就拿软组织损伤类疾病的治疗来说，局部的压痛点，往往就是软组织无菌性炎症的病变点；而最敏感的压痛点，往往就在筋膜、肌肉的起止点和两块肌肉交界或相互交错的部位。这是为什么呢？

这是因为，人体筋膜处广布神经末梢，肌肉起止点和交界、交叉处因所受的应力较大，长期摩擦，极易受到损伤。研究表明，压痛点是由于神经根鞘膜外存在无菌性炎症，受到刺激引起反射性肌肉痉挛，肌肉持续紧张，血管被强力压缩，阻断了肌肉内的血液循环，组织缺氧，使得代谢产物在人体内大量淤积，刺激周围神经末梢而产生疼痛。高强度的疼痛反过来又造成了更强烈的肌紧张，如此形成恶性循环。

例如，在对由于斜方肌紧张引起的颈部僵硬进行刮痧时，不仅要刮拭颈部的风池、风府、肩井等穴，更要重点刮拭枕骨隆突及两侧的肌肉附着点、乳突周围肌肉附着点，尤其是斜方肌的起止点枕外隆凸、项韧带及全部胸椎棘突、锁骨外侧及肩峰、肩胛冈。如果只对颈部穴位进行刮拭，则效果一般。

线——经脉、血管

所谓"线"，不仅包括刮痧时必须明确的经脉循行路线，还包括人体血管的分布网络。可以说，血管不仅是经脉的方向导引者、组织者，还是可能的活动参与者。在刮痧时，除了刮拭经络的循行路线之外，更要注重血管的分布，顺着动脉循行的方向刮拭，促进血液循环，加速疼痛部位淤积的毒素等物质的代谢，以提高刮痧的疗效。

当然，这也不能一概而论，要依病性和病位进行刮拭。例如，下肢静脉曲张的刮痧，应由下向上刮拭，即顺着静脉血液循行的方向来刮拭，以加速静脉血液同流，减轻下肢静脉血管的压力，最终所要达到的目的，与促进血液循环是同样的效果。

面——疼痛的体表区域及其神经支配的区域

那么，什么是"面"？这里所说的"面"，指的不仅是疼痛的表面区域，还包括围绕神经支配区域和传感方向。如小腿后外侧疼痛，除刮拭小腿局部和相关的委中、承山穴以外，还要刮拭腰部的肾俞到关元俞区域，因为本区域的疼痛是由于坐骨神经受压引起的，要刮拭相应神经支配的区域，以提高疗效。

位——体表及对应神经部位

按照"位"来刮痧，不仅要刮拭内脏疼痛处的体表部位，更要刮拭支配该内脏神经在背部脊椎两侧的对应部位。在本书中，这条原则会大量地用到。

在中医中，脊椎双侧，正是膀胱经的"地盘"，膀胱经上的诸多穴位，为内脏气血输注之处，刺激背部的脏腑腧穴对调节五脏六腑的精气发挥着直接的作用。

脊椎不但是人体的支柱，脊椎内的脊髓神经还是大脑与四肢及内脏联系的桥梁，从脊椎双侧分布出来的有人体各部位的支配神经。通过刮拭脊神经相应的躯体神经和内脏神经循行部位，可以达到使内脏病变和体表牵涉的疼痛区域标本兼治的效果。传统刮痧主要的刮痧部位，就是背部两侧。如，便秘所引起的左下腹疼痛，其刮痧治疗，除刮拭腹部和相关的关元、中极穴外，更要刮拭背部脊柱两侧从大肠俞到上、中、下髎区域，因为人体大肠蠕动和排便反射主要是由这个脊髓段的神经支配的。

由此看来，运用刮痧法祛病养生，做到点、线、面、位有机结合，既要刮拭所要刮拭的部位这个"点"，又要刮拭经络、神经、肌肉、血管循行线以及相关的"面"。这样，找到穴位或病痛点，按照经络和血液循行的方向进行刮拭，兼顾相关的神经支配区域，才能使刮痧疗法发挥最大的功效。

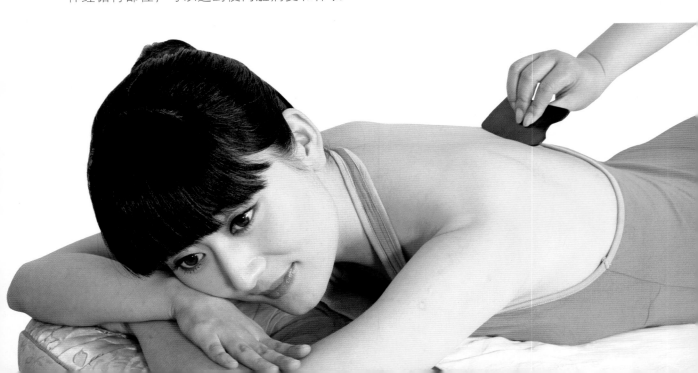

刮痧疗法的误区

刮痧疗法如今已经成为现代人改善亚健康状态的"灵丹妙药"。刮痧可以诊断身体健康情况，治疗疾病且没有毒副作用。在养生方面，刮痧可以促进血液循环，排出体内的毒素，使人的精神处于良好的状态。刮痧本身具有这么多的好处，但是如果认识错误或是诊治方法不得当，就会适得其反，给身体带来很大危害。

误区一：刮痧愈痛愈黑愈有效

刮痧是一种刺激疗法，操作不当会加重病情或引发其他身体不适。施行刮痧疗法需要遵循四个原则：一是明确诊断；二是辨证施治；三是因人因病因时因地制宜；四是补虚泻实。有些接受错误刮痧的患者，经历死去活来的疼痛后感觉很舒服，就误以为是刮痧奏效。其实是所谓"痛而后快"，是身体受到重大刺激后正常的生理反应。刮痧的效果受个人健康状况、体质、年龄、性别影响。刮痧对体质属热证和实证的人效果较佳。

误区二：无论怎样刮痧都没有危害

这种认识是错误的。由于刮痧是一种刺激疗法，操作不当也会加重病情或引发其他身体不适。另外，刮痧主要还是以中医经络学为基础，因此，刮拭部位主要为经络或穴位，如果不依据刮拭部位刮拭，那么就可能对身体造成一定的损害。

误区三：刮痧可以包治百病

刮痧只适用于局部止痛，或患上急痧证时进行解危应急，而不能在身体上大面积施用，尤其不能过多地做经络刮痧。每做一次刮痧，皮肤表面破裂的小血管都会结一次痂长成疤痕，减低血液循环的通透性。当结痂脱落后，都会成为血液中的垃圾或血栓的组成部分。如果导致气血瘀阻形成胀痛，则又得刮痧，从而对刮痧形成依赖性。因此，长期刮痧会使肌肉纤维失去弹性、形成僵硬板块，影响气血的循环。

误区四："出痧"会损害皮肤。

"出痧"的皮肤红红的，看上去有点儿可怕。"出痧"不仅不会损害皮肤，而且由于这种方法活血化瘀，加强了局部的血液循环，会使皮肤变得比原来还要健康、美丽。

刮痧的注意事项

术前注意事项

1. 刮痧疗法须暴露皮肤，且刮痧时皮肤汗孔开泄，如遇风寒之邪，邪气可从开泄的毛孔直接入里，影响刮痧疗效，而且易引发新的疾病。故刮痧前要选择一个好的治疗场所，空气流通清新，并注意保暖、注意避风，夏季不可在有过堂风的地方刮痧。尽量少暴露皮肤。

2. 选择适当的刮痧体位，以利于刮拭和防止晕刮。

3. 刮痧工具要严格消毒，防止交叉感染。刮拭前须仔细检查刮痧工具，以免刮伤皮肤。

4. 术者的双手也应消毒。刮拭前一定要向患者解释清楚刮痧的一般常识，消除其恐惧心理，取得患者配合，以免晕刮。

5. 勿在患者过饥、过饱、过度疲劳及过度紧张的情况下进行刮痧治疗。

6. 低血压、低血糖、过度虚弱和神经紧张特别怕痛的患者轻刮。

术中注意事项

1. 刮拭要用力均匀，以求能忍受为度，达到出痧为止。婴幼儿及老年人患者、体质虚弱以及用于保健时，宜采用补刮手法，刮拭手法用力宜轻；用于急救治疗则用泻刮手法，用力宜重，一般则用补泻手法。

2. 不可一味追求出痧而用重手法或延长刮痧时间。出痧多少受多方面因素影响。

3. 刮拭过程中，要经常询问患者感受。如遇到晕刮，如精神疲惫、头晕目眩、面色苍白、恶心欲吐、出冷汗、心慌、四肢发凉或血压下降、神志昏迷扑倒等时，应立即停止刮痧。患者病情好转后，继续刮内关穴、足三里穴。必要时送往医院。

如果在刮的过程中，病人出现冷汗不止、又吐又泻、脉微弱，应立即停止并及时处理。

术后注意事项

刮痧治疗使汗孔开泄，邪气外排，要消耗体内部分的津液，故刮痧后饮温水一杯，休息片刻。刮痧治疗后，为避免风寒之邪侵袭，须待皮肤毛孔闭合恢复原状后，方可洗浴。一般约 3 小时。对于某些危重的患者，除用刮痧治疗，还应配合其他治疗诸如药物治疗，以免延误病情。

刮痧后 1 ~ 2 天内在刮痧部位出现疼痛（不是很剧烈）、痒、虫行感、胃冷、热气及皮肤表面出现风疹样变化，均为正常现象。

PART 2

四季刮痧保健
四季平安，健康每一年

　　人与大自然相应，即"天人相应"。人体的生理功能、病理反应皆受大自然的影响，特别是四季转换之时，往往会导致一些疾病的发生或旧病复发。在不同的季节，通过刮痧等各种形式的养生保护和激发相应脏腑的功能，有利于四季平安，健康每一年。

春季保健

畅通气血，消除春困

春季气候转暖，万物复苏，人体的阳气活动增加，并向上向外疏发，肝胆之气发散，新陈代谢日趋旺盛，血液循环加快，更多的营养供给脏腑器官，适应了生命活动的需要。春季在五行里对应于肝，是肝经发挥主要功能的季节，也是易于发病的季节。病毒、细菌易于繁殖与传播，风湿病多见，如上呼吸道感染、流感、肺炎等。这时通过刮痧，可以疏肝解郁、明目除燥。

简易刮痧除春困

大多数人都有过春困的体验。中医指出，春天是肝气主导的季节，肝气旺盛，肝胜脾，脾失运化，水湿内停。加上春季阴雨绵绵，外湿困阻脾阳，引起气血运行不畅，经脉不通，这时，人体就会感到疲乏、嗜睡。若想畅通气血，消除春困，除了可以早睡早起、多做户外运动外，我们还可以通过保健刮痧来调理气血，消除春困。

刮拭部位 头部、背部、胸肋部、下肢

刮拭步骤

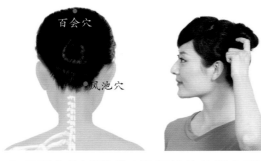

1 用刮痧梳以面刮法按照梳头的顺序刮拭头部。其中，要用单角刮法重点刺激头部的百会穴和风池穴。

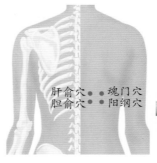
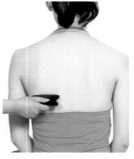

2 以面刮法和双角刮法对肝胆脊椎对应区域进行刮拭。其中，要重点刮拭背部膀胱经上的肝俞穴、胆俞穴、魂门穴以及阳纲穴。

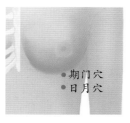

3 以平刮法由内而外顺着肋骨走向刮拭右胸胁部肝胆投影区。其中，要重点刮拭日月穴和期门穴。

期门穴
日月穴

4 以面刮法自上而下刮拭肝经曲泉穴、太冲穴、蠡沟穴，以及胆经阳陵泉穴、丘墟穴、光明穴。

光明穴　曲泉穴
丘墟穴

简易刮痧润眼明目

春季气候多变，乍暖还寒。谚语云，"春季后母面"，而发散的肝胆之气，食欲增加会让胃肠积内热而上致肺胃热，从而出现春燥。

刮拭部位　眼周

刮拭步骤

先用刮痧梳点按睛明穴，然后以睛明穴为起点，外眼角为终点，分别从上眼眶和下眼眶两个方向刮拭。能改善眼睛周围的经络气血运行，缓解视疲劳、干涩。

简单刮痧疏肝解郁

焦虑、抑郁、烦躁，长期的精神压力会导致整个身体功能的紊乱。中医认为，正常的情志活动依赖于气机的调畅，而肝脏能疏通气机，因此能调节情志。

刮拭部位　胁肋

刮拭步骤

由于人体两侧的胁肋主要有肝经分布，刮拭这个区域能疏肝解郁，其中，重点是乳头直线和第六肋间交点的期门穴。刮拭时，动作要慢，寻找并刮拭疼痛或结节的部位。

刮拭原理

刮拭头部，可畅达气血，缓解春困；刮拭背部，可养肝血，益肝阴，激发机体的活力；刮拭胸胁部，可行气解郁，调理肝胆，有助于加强脾胃的消化功能。

温馨提示
1. 头部刮痧要在每天晨起或疲劳时进行，万不可在睡前刮拭。
2. 春季是刮痧的最佳季节，非常适合对脏腑进行定期刮拭。当然，刮痧时最好涂上刮痧油或刮痧乳。春季刮痧适宜用平补平泻手法，每次刮拭时间保持在30分钟之内。

夏季保健

强心除烦，健胃消暑

夏季是一年里阳气最盛的季节，对于人来说，此时是新陈代谢旺盛的时期，人体阳气外发，最易发泄，伏阴在内，气血运行亦相应旺盛起来。夏季刮痧可增强心脏机能，护卫心阳，滋养心阴，使精力充沛，预防心脏疾患，促进心脏疾病康复，对中暑急救、清心降火有很好的效果。

简易刮痧治疗夏季时病

过去，刮痧主要用于痧证，现多用于治疗夏秋季时病，如中暑、外感、肠胃道疾病。

"痧证"多发于夏秋两季，起病突然，头昏、恶心、呕吐、胸腹或胀或痛，甚则上吐下泻。

刮拭部位 背部、胸胁部、四肢

刮拭步骤

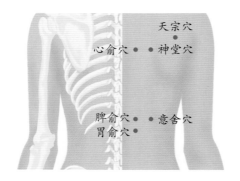

1 刮拭背部。取背部脊柱两侧用面刮法自上而下刮治背部膀胱经心俞穴、神堂穴、脾俞穴、意舍穴、胃俞穴、小肠经天宗穴。

2 刮拭胸胁部。用平刮法沿肋骨走形从内向外刮拭左胸部心脏体表投影区，左胁肋部脾脏、胰腺体表投影区。重点从上向下刮拭任脉膻中穴、巨阙穴、腹部中脘穴、章门穴。

3 刮拭四肢经穴。用面刮法从上向下刮拭少海穴、曲池穴、神门穴、通里穴、大陵穴、内关穴。下肢阴陵泉穴、太白穴、公孙穴、足三里穴。

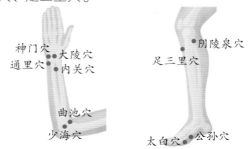

4 刮拭过程中，如出现神志昏沉，还可加用太阳穴、人中、涌泉穴等。如风热喉咙疼，可取第七颈椎至第七胸椎两旁（蘸盐水）刮治，并配用揪提颈部前两侧胸锁乳突肌。如腹痛，可取背部脊柱旁两侧、胸腹部刮治。伤食所致的呕吐腹泻，可取脊椎两侧顺刮治疗。如胸闷、腹胀剧痛，可在胸腹部刮治。如头昏脑涨，取颈背部顺刮，配合刮治或按揉太阳穴。

辅助按摩保健法

刮拭部位 丰隆穴

刮拭步骤

取坐位，小腿与大腿成 90 度角，用拇指或食指按揉丰隆穴，每次按摩 1 ~ 3 分钟，每天 2 次。由于穴位一般比周围要敏感，故常人按摩丰隆穴会有轻微疼痛感。至于按压的力度，则可根据个人的承受能力而定。

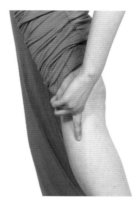

一用就灵小妙招

1. 如果平时脾胃虚弱，出现胃口不好、大便稀溏，感觉困倦，可服参苓白术散调补脾胃。
2. 用生姜 100 克、陈皮 20 克、薄荷 30 克煮水洗澡，可以暖脾胃、去湿、解困，如觉得烦琐，可以用此水泡脚。

刮拭原理

刮拭背部，可健脾和胃，祛湿安神；刮拭胁肋部，可滋养心阴，增强心脏机能，使精力充沛；刮拭四肢，可活络经脉，疏通气血，消除关节酸痛四肢麻木等症状。

温馨提示

1. 夏季人体出汗多，毛孔开放，极易受风寒之气侵袭。故不能只顾眼前舒服，过于避热趋凉。
2. 睡觉时应以薄棉毯或毛巾盖住胸、腹，防止受凉。
3. 平时可多吃一些能够清热、利湿、解毒的食物，如西瓜、苦瓜、鲜桃、乌梅、草莓、西红柿、绿豆等。

长夏保健

健脾祛湿，平安度夏

长夏，与夏季略有不同，是指夏秋交接之季。此时阳热下降，氤氲熏蒸，水气上腾，潮湿充斥，为一年之中湿气最盛的季节。湿为阴邪，侵犯人体易损阳气。如果湿邪留滞，则常先困脾。而脾是运化水湿的重要脏器，人体的营养来源于脾，脾脏是贮藏营养的仓库，可使其精华变为气血、营养生命。脾性喜燥而恶湿。脾受湿困，则阳气受损更甚。

简易刮痧，健脾润胃

脾为湿邪所困，人们经常会感到乏力困倦，四肢沉重，昏昏欲睡；或肠胃不适，食欲不振；甚至还会出现中暑、感冒、失眠等病症。脾胃受伤影响食欲，所以盛夏我们总感觉没胃口。贪凉更是让肠胃出现腹泻等问题。如果阴雨绵绵不断，则老人易出现全身或部分关节酸痛麻木，行动不利。

刮拭部位 背部、胸胁部、四肢

刮拭步骤

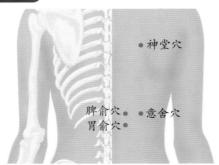

●神堂穴

脾俞穴　●意舍穴
胃俞穴

1 以面刮法自上而下刮拭背部小肠经天宗穴、神堂穴，膀胱经心俞穴、脾俞穴、意舍穴及胃俞穴。

2 以平刮法由内而外顺着肋骨走向刮拭左胸部心脏投影区、左胁肋部脾脏投影区以及胰腺体表投影区；以平刮法自上而下刮拭任脉膻中穴、巨阙穴以及腹部中脘穴。

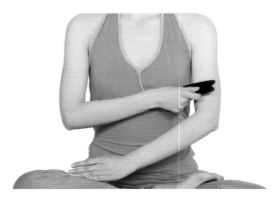

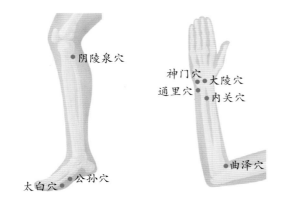

阴陵泉穴

神门穴　大陵穴
通里穴　内关穴

曲泽穴

太白穴　公孙穴

3 以疏理经气法自上而下刮拭上肢少海穴、曲泽穴、神门穴、通里穴、大陵穴以及内关穴；以疏理经气法自上而下刮拭下肢的阴陵泉穴、太白穴、公孙穴以及足三里穴。

头部刮拭，醒脑提神

头部是全身阳经汇聚的地方。清晨起床后，用刮痧梳刮拭头部，能振奋阳气使人神清气爽。

刮拭部位　**头部**

刮拭步骤

以头顶的百会穴为中心，向四周呈放射状刮拭，至头皮有热感。如果有疼痛点，可在此点上反复刮拭 5~10 次。

胸部刮痧宽胸理气

夏季炎热，人心烦躁，很多人在心情不好或劳累后，会有胸闷气短的感觉，刮拭胸部的膻中穴，有宽胸理气的作用。

刮拭部位　**胸部**

刮拭步骤

可用刮痧梳的单角自上而下缓慢刮拭下半段胸骨。这个位置上有八会穴中的"气会"膻中穴。

爱打嗝的人也可以经常刮拭这个部位。

脚底刮痧，缓解失眠

在长夏里人们常常是晚睡早起，休息不好。失眠症患者可以在晚上临睡前刮拭脚底，有助于促进睡眠，缓解头痛。

刮拭部位　**足底**

刮拭步骤

先从脚掌到脚后跟方向全脚底刮拭，刮热后再用刮痧板单角刮拭脚心中央的涌泉穴。

辅助饮食养生经

夏季暑湿高温，饮食品种宜选性味平和、容易消化、补而不腻的食品。如莲藕、胡萝卜、苹果、牛奶、豆浆、山药、小米等，以利健脾养胃、补气生津。饮食保健应多选用祛暑利湿、清热解毒的食物：如绿豆、赤小豆、白菜、芹菜、荸荠、薏苡仁、西瓜、冬瓜、黄瓜等，并依据个人体质选择党参、白术、云苓、山药、大枣、薏苡仁、莲米等药物调养。

秋季保健

养肺祛燥，平安度秋

秋季，自然界阳气渐收，阴气渐长，秋风劲疾，气象干燥。秋季，通过刮痧可以养肺祛燥，增强肺脏功能，滋阴润燥，保护津液，预防燥邪，从而健康平安地度过秋天，并增强冬季的御寒能力。此外，秋季刮痧还能祛除夏季体内留存的湿邪、毒素、寒邪，改善体质，提高免疫力。

简易刮痧疗法

刮拭部位　背部、胸胁部、上肢

刮拭步骤

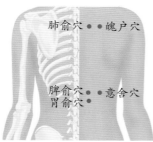

肺俞穴 ● ● 魄户穴

脾俞穴 ● ● 意舍穴
胃俞穴 ●

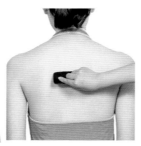

1 以面刮法自上而下刮拭背部膀胱经肺俞穴、魄户穴、脾俞穴、意舍穴以及胃俞穴。

2 以平刮法由内而外顺着肋骨走向刮拭左右胸部肺脏体表投影区、左侧脾脏投影区以及胰脏投影区。其中，要重点刮拭中府穴、膻中穴和章门穴。

3 以疏理经气法自上而下刮拭大肠经的曲池穴和肺经上的尺泽穴、列缺穴、太渊穴、少商穴。

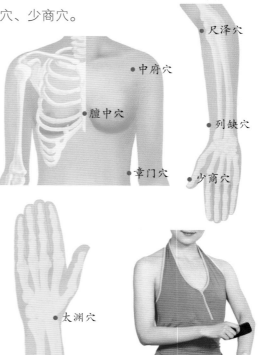

尺泽穴
中府穴
膻中穴
列缺穴
章门穴
少商穴
太渊穴

辅助按摩保健法

按摩穴位 肺俞穴
按摩方法

　　每晚临睡前端坐椅上，两膝自然分开，双手放在大腿上，头正目闭，全身放松，意守丹田。吸气于胸中，两手握成空心拳，轻叩背部肺俞穴，同时抬手用掌从两侧背部由下至上轻拍，持续约10分钟。这种方法可以舒畅胸中之气，有健肺养肺之功效，并有助于体内痰浊的排出，且可通脊背经脉，预防感冒。

肺俞穴 •

一用就灵小妙招

1. 远足登山。远足登山运动可以加强人体的呼吸和血液循环功效，使人的肺活量及心脏压缩力增大。
2. 水蒸气润肺法。实践证明，吸入水蒸气也可以使肺脏得到滋润。方法很简单：将热水倒入茶杯中，用鼻子对准茶杯吸入，每次10分钟左右，可早晚各一次，有气管炎的患者不宜。

辅助饮食养生经

　　秋季，在刮痧保健的同时，饮食上应该做到"养阴益气"。对于中老年人来说，秋天最重要的是养阴益气。养阴就可以防止肺燥，益气就可以温养肺气，鼓舞阳气，秋天要多吃些滋阴润燥的饮食，以防秋燥伤阴。应多吃山药、百合、银耳、猪蹄、莲子、藕、梨、枸杞等食物，以安度秋天。这些食品都是性味甘凉，能滋阴润燥、养血止血、通利肠胃，在秋天食用很有益于健康。

刮拭原理

　　刮拭背部，可降肺气，养肺祛燥；刮拭胸胁部，可生津增液，和胃利水，达到润肺祛燥的功效；刮拭上肢，可清热消肿，祛风止痒，有效缓解咽喉肿痛等症。

温馨提示
1. 秋季气象干燥，空气温度低，汗液蒸发快，应多补充些水分以及水溶性B族维生素和维生素C，平时可多吃苹果和绿叶蔬菜，以助生津防燥，滋阴润肺。
2. 秋天应少食葱、姜、蒜、韭菜及辣椒等温燥热食品，否则夏热未清，又生秋燥，易患温病热证。

冬季保健

补肾壮阳，驱寒保暖

冬季，气候寒冷，人体阳气闭藏，阴气盛极。冬主闭藏，保持气血畅通才能御寒。经常做做保健刮痧，可以以通为补，疏通膀胱经，畅达一身的阳气，激发生命的活力，抵御寒邪。保健刮痧护卫肾阳，储藏精气，使体内阴阳气血平衡，精足气旺，帮你温暖健康地安度寒冬。不仅冬季精力充沛，还可为来年打下坚实的基础。

简易刮痧疗法

刮拭部位 背部、胸胁部、四肢

刮拭步骤

1 以面刮法和双角刮法自上而下刮拭心脏脊椎对应区和肾脏脊椎对应区。其中，重点刮拭背部膀胱经上的心俞穴、厥阴俞穴、肾俞穴、至室穴、膀胱俞穴、督脉的命门穴，此外还有胆经上的京门穴也应一并刮拭。

2 以单角刮法自上而下刮拭膻中穴和巨厥穴；以平刮法由内而外刮拭左胸部心脏体表投影区。

3 以疏理经气法自上而下刮拭上肢的通里穴、神门穴以及下肢的太溪穴、大钟穴；以拍打法拍打肘窝、膝窝处的阴谷穴、委中穴及委阳穴。

4 用刮痧板刮拭手掌和足底，至发热为止。其中，要重点刮拭手掌劳宫穴及足底涌泉穴。

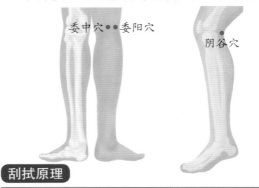

委中穴 委阳穴 阴谷穴

刮拭原理

刮拭背部膀胱经、督脉及胆经，可益肾补阳，祛除寒气；刮拭胸胁部，可生津增液，并有祛燥之功效；刮拭四肢，可益肾纳气，宁志安神；刮拭手足，可清心安神，有益气养肾之功效。

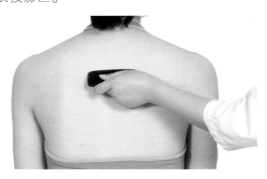

PART
3

保健刮痧法
随手刮一刮，身心更康健

中医将人体的免疫功能称为正气。正气代表机体的调节适应能力、防御疾病能力和病后的康复能力。经常刮痧，可以疏通经络，调整脏腑气血，激发人体的保健系统，培植正气，提高体质，增强抗病能力。

刮痧自疗，健康一身

刮痧疗法的适用范围非常广泛，凡针灸、按摩疗法能治疗的疾病，均可用刮痧疗法来治疗。此外，通过刮痧，还可以达到保健养生的目的。

刮头部健脑助眠

头部是全身阳经汇聚的地方。清晨起床，用刮痧梳刮拭头部，不仅能振奋阳气使人神清气爽，还有助于促进睡眠，缓解头痛。方法是以头顶的百会穴为中心，向四周呈放射状刮拭，至头皮有热感。如果有疼痛点，可在此点上反复刮拭 5 ~ 10 次。

此外，失眠患者晚上睡前也可刮拭脚底。先从脚掌到脚后跟方向全脚底刮拭，刮热后再用刮痧板单角刮拭脚心中央的涌泉穴。注意，头部刮拭的最佳时间是每天清晨和大脑疲劳时，睡前不宜刮拭。

刮眼周清神明目

相信大家都做过眼保健操，对其中的几个穴位非常熟悉。而以刮痧代替手指的按揉，能对穴位形成更有效的刺激。先用刮痧梳点按睛明穴，然后以睛明穴为起点，外眼角为终点，分别从上下眼眶两个方向刮拭。能改善眼睛周围的经络气血运行，缓解视疲劳、干涩。

刮颈部活血舒筋

颈肩不适是伏案工作者的"通病"，刮痧可以活血舒筋，改善局部气血淤滞的状态。主要选择三条路线，即后发际中点向大椎穴，以及后发际两个外角上缘分别向左右肩部方向刮拭。另外，感冒时刮拭这个部位还具有祛风解肌的作用。

刮胸骨宽胸理气

很多人在心情不好或劳累后，会有胸闷气短的感觉，可用刮痧梳的单角自上而下缓慢刮拭下半段胸骨。这个位置上有八会穴中的"气会"膻中穴，刺激这个穴位有宽胸理气的作用。此外，爱打嗝的人也可以经常刮拭这个部位。

刮胁肋疏肝解郁

焦虑、抑郁、烦躁，长期的精神压力会导致整个身体机能的紊乱。中医认为，舌动依赖于气机的调畅，而肝脏能疏通气机，因此能调节情志。而人体两侧的胁肋主要有肝经分布，刮拭这个区域能疏肝解郁，其中，重点是乳头直线和第六肋间交点的期门穴。刮拭时，动作要慢，寻找并刮拭疼痛或结节的部位。

刮腹部润肠通便

长期便秘不但影响消化功能，还会使机体吸收毒素。可用刮痧板的面在腹部自上而下，从左向右依次刮拭。注意，如有内脏下垂，应由下向上刮拭。

刮手脚行气通络

手脚冰凉在女性并不少见，中医认为这主要和机体阳气不足，或气血运行不畅，阳气不能通达到手脚有关。这类人可以先用刮痧板的面刮拭手掌，至手掌发热后用刮痧板上的口槽刮拭手指的口面，从根部到指尖，每个方向刮5~10次，能行气通络。同理可运用于刮拭双脚。

刮痧歌

1. 常刮头，气血流，去病强身延年寿；
   治偏瘫，防中风，心脑开窍智慧增。
2. 常刮脸，血脉通，去病养颜又美容；
   治面瘫，防感冒，五官疾病有疗效。
3. 常刮肩，颈脉通，消除疲劳好轻松；
   颈椎病，肩周炎，退热止咳镇咽痛。
4. 刮上肢，调阴阳，阴平阳秘才健康；
   防手麻，消肿痛，强心理肺心无恙。
5. 刮腰背，阳脉通，脏腑疾病影无踪。
   刮脊柱，督脉通，增加体质免疫增。
6. 刮胸腹，阴经通，调理脏腑气血兴；
   脏腑病，乳腺病，化脂减肥有奇功。
7. 刮下肢，壮筋骨，消除疾患血脉通，
   足不麻，腰不痛，关节滑活行如风。
8. 刮全身，经络通，铲除病根正气充；
   增免疫，阴阳平，健康幸福乐融融。

腰酸背痛

对于需要长时间维持坐姿的人，如计程车司机、公车司机及长时间坐在办公桌前伏案工作的人来说，由于不能经常走动，活动筋骨，在长时间维持同样坐姿的工作形态下，很容易导致颈项僵硬、腰酸背痛和眼睛疲劳，影响工作效率。这时可以采用刮痧的方式减缓酸痛不适的现象。

简易刮痧疗法

刮拭部位 督脉、膀胱经

刮拭步骤

1 以面刮法自上而下由大椎穴处沿脊柱向下至腰俞穴刮拭督脉；自内而外用角刮法沿肩胛、脊椎中线旁开1.5寸刮拭膀胱经。

2 以疏理经气法自上而下由委中穴至承山穴刮拭膀胱经。

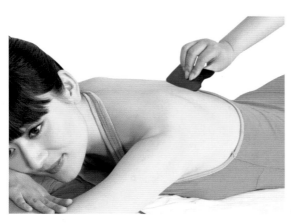

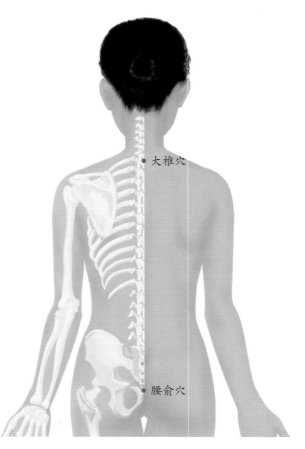

大椎穴

腰俞穴

辅助按摩保健法

按摩部位　脊背、腿部

按摩方法

1 脊椎按摩：脊椎按摩可以治疗腰部疼痛，你可以脸朝下趴在床上，请人沿着你的脊椎两侧按压。此法可以消除姿势不良和疲劳引起的腰痛。

2 用指尖或手指的关节按压小腿中央的承山穴、肩胛骨内侧的曲垣、厥阴俞，用手指和手掌轻轻按压腰部的肾俞穴、大肠俞和腰眼，它们都是治疗腰背痛的重要穴位，按压可起到很好的刺激与镇痛作用。

3 精油按摩。精油按摩则是消除腰酸背痛的有效方法，因为许多精油都有减轻肌肉酸痛与放松肌肉的作用。甚至有的精油还能提供热能，像黑胡椒精油与生姜精油等，可以舒缓疼痛严重的腰背部位。运用精油按摩可以缓解背痛的压力，使紧绷的肌肉放松。经常运用于治疗腰酸背痛的按摩精油有马郁兰、迷迭香、薰衣草等精油。

这里教大家一个自制精油的配方技巧：

自制精油 4 滴，

迷迭香精油 4 滴，

橄榄油 10 毫升。

将橄榄油与两种精油混合搅拌均匀。使用时蘸取调制好的混合按摩油，轻柔地按摩整个背部，按摩约 10 分钟即可。

由这两种精油调制的按摩油，可以有效消除背部的疼痛现象。

刮拭原理

中医学认为，腰酸背痛主要是因受寒湿之邪或体弱久病，抑或负重跌挫等导致经络气血不和而引起的。督脉总督一身之阳经，具有调节阳经气血的作用，刮拭督脉，可起到活血化瘀、消除腰酸背痛的疗效；膀胱经牵动肩、背、腰、下肢等部位，刮拭膀胱经可促进腰背及下肢的血液循环，进而起到缓解腰背疼痛、消除疲劳的功效。

一用就灵小妙招

膝团滚可治腰背酸痛

经常腰背酸痛的人，吃药、打针、针灸、理疗等虽能减轻症状，但却很难除根。采用古老的屈膝团滚疗法，可以收到意想不到的效果。具体方法是：仰卧在床上，两眼看天花板，屈膝屈髋，两大腿紧贴腹部，两手十指交叉，抱住膝下小腿部，并使小腿尽量向腹部靠紧，然后用力向左侧滚动，以左耳、肩、手臂挨着床为止，回转身再向右侧滚动，与左滚同。如此反复滚动 30～50 次，即感到浑身轻松，腰背部疼痛减轻。每天早晨起床时和晚上睡觉时各滚动一次，便可收到很好的治疗效果。

畏寒肢冷

"畏寒"指由怕冷而起怕风吹的感觉。"肢冷"指四肢手足冰冷，甚至冷至肘、膝关节的症状。"畏寒肢冷"往往伴随腰膝疼痛、神疲倦卧、少气懒言、口淡不渴等肾虚病症。中医认为，畏寒肢冷是人体内部阴阳失衡、脾胃不和、气血不足或肾虚等症的表现。采用简单的刮痧保健法便可平衡人体阴阳、调节脾胃、补充气血、益肾补阳，进而达到护阳气、暖手足之目的。

简易刮痧疗法

刮拭部位 手部、足部

刮拭步骤

1 用刮痧板的凹槽从指根向指尖刮拭各个手指，直至手指发热；以面刮法刮拭全手掌的全息穴区，至发热为止。

2 在晚上睡觉前，先用温水泡脚15分钟左右，促进足部血液循环。擦干脚，在脚底抹上刮痧油，用刮痧板以涌泉穴为中心，以面刮法自上而下刮拭足背及足底。先左脚后右脚进行刮痧，以感到酸、麻、胀、痛的感觉为度，动作要均匀，流畅，每次刮拭10分钟到20分钟。

3 后背刮肾俞，方法同前。还可以用擦法，刮痧板在热水中泡了以后，在肾俞部位上下快速摩擦一分钟100次左右。这样对肾虚的人可以补肾。用手擦也可以。接着，胸部刮京门，最后刮腿上的太溪穴，复溜穴在太溪穴上2寸处。从上到下刮。或在太溪穴做点按。

辅助按摩保健法

按摩部位 手部、足部

按摩方法

1 以右手大拇指指腹按压左手阳池穴。两手交替进行，按压力度不宜过大，可慢速、长时间按摩。每天3～5次，每次5～10分钟。

2 手握拳，轻快有节奏地敲打脚底8～10次；以拇指和食指逐一揉捏各脚趾3～5遍；以拇指指腹紧贴脚底来回推摩，至脚底发热为止；以食指关节按摩足底肝脏和肾脏反射区8～10次，力度易重不宜轻。此法不仅能放松精神、恢复筋骨疲劳，也可促进血液循环和新陈代谢，从而缓解手足怕冷的症状。

刮拭原理

中医认为，手脚等末梢部位血流不畅致使末梢神经的排泄物不能充分排出是导致手足怕冷的直接原因。刮拭手部和足部可以起到舒筋活血、祛寒保暖的功效。

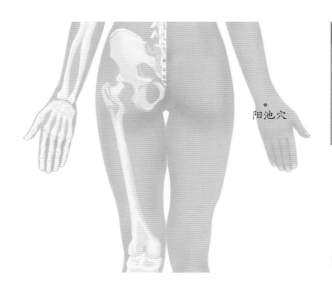

阳池穴

一用就灵小妙招

　　夹搓双耳：双手张开，分别以食指中指夹住双耳，上下搓擦至双耳发热为佳。此法可活血化瘀，温通经络，能快速使人体产生热感。

温馨提示

1. 皮肤干燥者可以适量在手足部涂一些刮痧乳，以免刮伤皮肤。
2. 手掌及手指宜每天坚持刮拭至发热为佳。

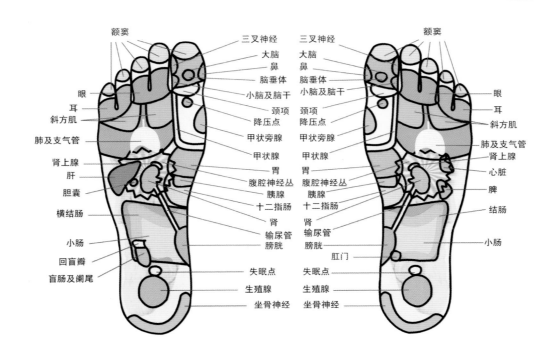

排毒去火

毒是指所有对人体有不良影响的物质；火是指身体内某些热性的症状，而上火也就是人体阴阳失衡后出现的内热证。中医学认为，体内毒素蓄积过多、火气过旺皆由人体自身阴阳失调或受外界诱因而产生。刮痧保健法不仅能将体内毒素以痧的形式排出体外，达到净化血液进而排除毒素的目的，还可以调整、改善脏腑功能，使人体阴阳得到平衡，进而达到去火之功效。

简易刮痧疗法

刮拭部位 足太阳膀胱经、足厥阴肝经

刮拭步骤

1 以面刮法和双角刮法自上而下刮拭背部双侧脾俞穴和胃俞穴，用刮痧的方法之面刮法刮拭每个穴位至出痧或者发热即可；让被刮者仰卧或侧卧，全身放松。在脾胃体表投影区的位置涂抹刮痧油，用刮痧板长边以小于15°的角度缓慢从上向下以平刮法由内而外顺着肋骨走向刮拭背部左侧的脾脏和胰腺体表投影区。

2 拭背部脊椎对应区。用面刮法和双角刮法自上而下刮拭脾胃脊椎对应区。

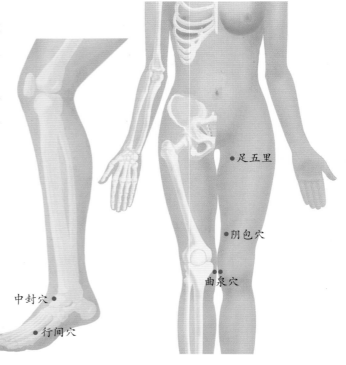

肾俞穴 ●三焦俞穴

关元穴 ●大肠穴
●小肠穴
膀胱穴

中封穴●

●行间穴

●足五里

●阴包穴

●曲泉穴

刮拭原理

　　中医强调的排毒去火是指从大小便通畅着手，并调整人体脏腑功能使其阴阳达到平衡。足太阳膀胱经主要负责储存和排泄尿液，是人体内最大的排毒通道，所有的毒素最终都要由膀胱经排出，刮拭骶部膀胱经上的诸多穴位可起到通便利便之功效；足厥阴肝经主肝、主疏泄，决定着人体的情志变化，疏理此经脉可利便去火，最终排出体内、体外的毒素。

辅助按摩保健法

按摩部位　天枢穴、三阴交穴、曲池穴

按摩方法

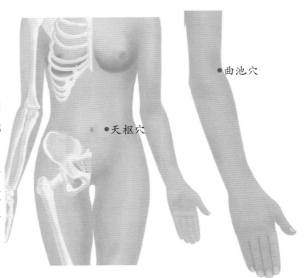

曲池穴

天枢穴

1 每顿饭后40分钟左右，以手指顺时针按摩腹部两侧天枢穴以及腿部三阴交穴，各3分钟，可使肠胃畅通，此法能有效治疗便秘。

2 以指尖按揉双臂两侧的曲池穴，每次3分钟，可随时按揉。此法能治疗人体因过多摄取燥性食物而造成的便秘，起到清热去火的作用。

一用就灵小妙招

　　热水泡脚加足部按摩：热水泡脚能加快血液循环，在血管膨胀的同时进行足部按摩，用手指由脚趾后骨缝约两指的距离处推至2、3脚趾缝处的内庭穴，单方向每次推约3分钟，排毒去火的效果最佳。

温馨提示

　　刮痧过程中选取刮痧排毒精油，能更有效地达到排除毒素、活血化瘀、降火解热、通经活络、调理腑脏、祛除体内毒素之功效。

清咽利喉

咽喉疼痛、干痒等症状是人们生活中的常见病，伤风、感冒、麻疹、急慢性咽炎或喉炎、扁桃体炎等都可能引起咽喉部的不适感；气候干燥、喝水少、过度疲劳、长期吸烟酗酒以及对某种物质的过敏反应等因素也可能造成咽喉疼痛、干痒等不适症状。

采用简单的刮痧保健法对之进行治疗可以调气降逆、清肺化痰，进而起到清咽利喉的功效。

简易刮痧疗法

刮拭部位 背部、颈椎咽喉对应区

刮拭步骤

1 以面刮法自上而下刮拭背部两侧膀胱经上的肺俞穴、魄户穴、肝俞穴、魂门穴及胆俞穴。

2 以面刮法自上而下刮拭位于颈椎咽喉对应区中下部的棘突部位；以双角刮法刮拭位于颈椎咽喉对应区中下部的棘突与横突之间的部位。

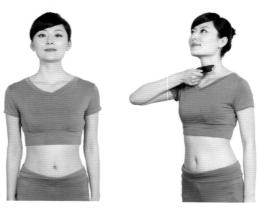

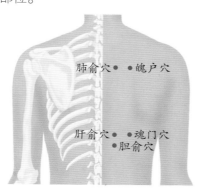

肺俞穴 ● ● 魄户穴

肝俞穴 ● ● 魂门穴
● 胆俞穴

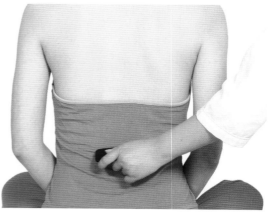

辅助按摩保健法

按摩部位 手部、咽喉部

按摩方法

1 双手互搓大鱼际，至有热感为止；按压合谷穴5～10分钟。鱼际穴、合谷穴都是治疗咽喉肿痛的有效部位，坚持此按摩方法可起到缓解咽喉疼痛的功效。

2 以左手拇指按摩舌根部的廉泉穴、右手中指指腹按摩颈部的天突穴各72次，再两手换位分别按摩廉泉穴和天突穴，指法同上。按摩任脉上的廉泉穴、天突穴可有效缓解咽喉肿痛，具有止咳平喘、清咽利喉的功效。

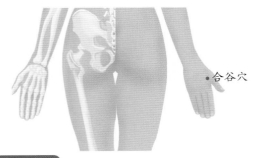

●合谷穴

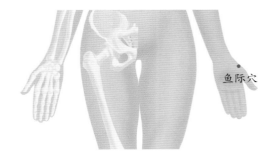

●鱼际穴

刮拭原理

刮拭上述背部穴位有宽胸降气、和胃润肺的功效，能有效缓解咽喉部肿痛、干痒等症状；刮拭颈椎咽喉对应区可行气活血，刺激咽喉部血液循环，增强其抵抗力，进而有效地预防因伤风、感冒等引发的声音嘶哑、咽喉干痒等不适症状，起到清咽利喉的功效。

温馨提示

1. 注意饮食卫生，做到有节制的饮食，饮食过饱也会伤及脾胃。
2. 一些味厚、味重、高脂肪类的食物最容易对胃造成伤害，不宜多吃。

提高听觉

中老年人随着肾、肝等功能的衰退，开始出现耳聋、耳鸣、听力减退等症；而一些年轻人，往往由于生活在过于嘈杂的环境中、饮食中多脂少铁、长期放大音量听耳机、无节制的吸烟酗酒等导致听觉器官遭受过度的刺激，以致听力严重减退，开始出现老龄化特点。

刮痧疗法能有效地预防和缓解听力减退症状，进而达到提高听觉的目的。

简易刮痧疗法

刮拭部位 头面部、躯干部、四肢

刮拭步骤

1 用刮痧板以平面按揉法依次按揉听宫穴、听会穴、耳门穴、角孙穴以及翳风穴。

2 以面刮法自上而下刮拭背部两侧肝胆及肾脏脊椎对应区，其中重点刮拭肝俞穴、胆俞穴、魂门穴以及三焦俞穴、肾俞穴、志室穴。

3 以疏理经气法自上而下由小海穴至关冲穴刮拭上肢外侧的三焦经，其中，重点刮拭关冲穴；以疏理经气法自上而下由阳陵泉穴至足窍阴穴刮拭下肢胆经，其中，重点刮拭足窍阴穴。

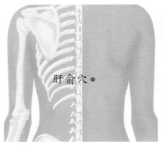

肝俞穴

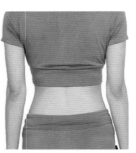

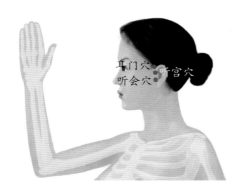

耳门穴 听宫穴
听会穴

温馨提示

进行耳部刮痧时，可适量涂抹美容刮痧乳，同时，注意不要让刮痧乳进入耳朵里。

辅助按摩保健法

按摩部位　**耳部、手部**

按摩方法

1 按摩耳垂前后的翳风穴和听会穴，早晚各按摩1次，每次5～10分钟。按摩耳垂可以增加内耳的血液循环，进而起到保护听力、提高听觉的作用。

2 用大拇指和食指依次轻轻揉搓无名指与小指，3～5分钟为宜。无名指与小指的指根为耳反射区，经常按摩能提高听觉；用大拇指指腹自上而下按揉手掌部的肾反射区，重点按揉劳宫穴，以3～5分钟为宜。肾反射区的劳宫穴是治疗人体心病的主穴位之一，可清心泻火，在此处进行按摩对预防耳聋、耳鸣、听力衰退等有着很好的辅助效果。

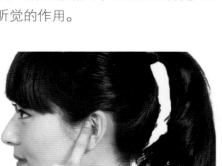
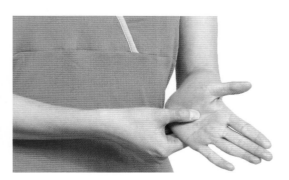

一用就灵小妙招

摩擦耳屏生热：以双手小鱼际快速而有节奏地摩擦耳屏，至有透热感为度，手法宜轻柔。摩擦耳屏处可以调理气血，能开九窍，同时有益五脏，每天坚持可有效治疗耳鸣以及各种听觉障碍，进而起到提高听觉的作用。

刮拭原理

中医认为，肾主藏精，开窍于耳，通过耳部刮痧就能够达到养生防病的功效。耳部刮痧不仅可以健肾，而且对于全身经络及五脏六腑都有一定的保健效果。经常刮拭耳部穴位，可以起到健肾壮腰、增强听觉、清脑醒神、养身延年的功效。

增强视力

中医认为，五脏之精气皆汇聚于眼。由此看来，视力的好坏取决于人体的五脏六腑是否能充分发挥其正常功能，任何一项功能减退或失良都会致使人们的视力发生不同程度的下降。

刮痧保健疗法通过对眼部周围以及与眼睛对应的脏腑、经脉的疏理，能有效地防治视力下降，进而达到增强视力又预防眼部疾病的功效。

简易刮痧疗法

刮拭部位 头颈部、躯干部、下肢、手足部

刮拭步骤

1 以厉刮法上下来回刮拭头后部位于枕骨处的视神经全息穴区；以单角刮法自上而下刮拭颈部两侧风池穴。

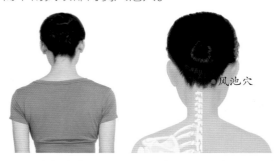

风池穴

2 以面刮法自上而下分段刮拭背部两侧膀胱经上的肝俞穴、胆俞穴以及肾俞穴；以面刮法自内而外顺着肋骨走向刮拭期门穴、日月穴以及京门穴。

3 以面刮法分别刮拭下肢肝经上的蠡沟穴、胆经上的光明穴、肾经上的大钟穴

以及膀胱经上的飞扬穴和至阴穴。

4 以平面按揉法刮拭手掌上的双眼全息穴区及肝、肾全息穴区；再以平面按揉法刮拭足部大趾趾肚以及2、3趾趾根处的双眼全息穴区，并刮拭足底肝、肾全息穴区。

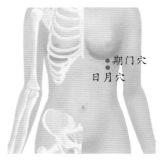

期门穴
日月穴

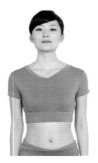

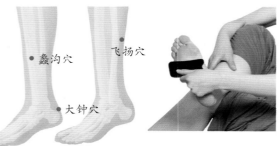

蠡沟穴
飞扬穴
大钟穴

辅助按摩保健法

按摩部位　**眼部周围穴位**

按摩方法

1 采取坐式或仰卧式，自然闭合双眼，然后依次按摩眼睛周围的穴位，手法宜轻缓，对每个穴位的按摩均以局部有酸胀感为度。

2 按揉天应穴，用双手大拇指轻轻按揉天应穴。

3 挤按睛明穴，用双手食指轻轻按揉睛明穴，先向下按，再向上挤。

4 按压四白穴，用食指按压面颊中央部的四白穴。

5 揉压太阳穴、轮刮眼眶，用双手拇指揉压太阳穴，然后弯曲的双手食指，用食指第二节的侧部按照内上－外上－外下－内下的顺序轻刮眼眶一圈，使眼眶周围的攒竹、鱼腰、丝竹空、瞳子髎、承泣等穴位都可以得到按摩。

按摩眼部周围穴位对于预防假性近视、防止近视度数加深以及缓解中老年人的老花眼有很好的保健功效，有助于保护眼睛、增强视力。

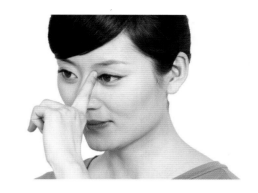

一用就灵小妙招

　　仰头瞪目：两脚分开略比肩宽，头稍后仰，瞪大双眼，尽量使眼球向外突出，然后头部保持不动，使眼球转动，先向左转 7 次，再向右转动 7 次，最后自上而下转动 7 次。重复做 3 遍。此方法既能缓解眼疲劳，又能增加眼睛的灵敏性。

温馨提示

　　在地铁、公交车等晃动的场所读书、看报等，极易造成眼疲劳，致使视力下降，故应禁忌。

刮拭原理

　　双眼和视神经全息穴区可反应眼睛的健康状况，刮拭这些全息穴区不仅能预防眼部疾病，还能达到护眼明目的功效；刮拭肝、肾全息穴区可补肾养肝，益气活血，有助于从根本上保护视力；刮拭躯干有疏肝利胆、安神明目、纳气利水之功效，可缓解眼干涩、眼疲劳、视力下降等症状；刮拭下肢有祛风散热、清肝明目之功效，有助于增强视力。

畅通血脉

脉络瘀塞会导致血流不畅、血瘀或供血不足等，轻者会导致气血循环不畅，生活中常见的手足冰冷现象，就是由手足部气血循环不畅引起的；重者会引起所在部位脏腑组织的急性缺血或慢性缺血。

刮痧疗法除了能促进人体血液循环、保持血脉畅通外，还能维持人体五脏的正常生理功能，使之相互协调，让气血通达五脏六腑，最终恢复人体的自愈能力。

简易刮痧疗法

刮拭部位 **背部、胸部、四肢**

刮拭步骤

1 以面刮法及双角刮法自上而下刮拭背部肺脏和心脏脊椎对应区。其中，重点刮拭肺俞穴和心俞穴。

2 以平刮法由内而外顺着肋骨走向刮拭胸部的心脏体表投影区及胸部两侧肺脏体表投影区；以单角刮法自上而下刮拭肺经的中府穴和任脉的膻中穴、巨阙穴。

3 以拍打法定期拍打肘窝的尺泽穴、曲泽穴、少海穴以及膝窝的委中穴、委阳穴、阴谷穴，一般以3~6个月一次为宜。

4 以平面按揉法按揉手掌及足底的心脏、肝脏和肺脏全息穴区。

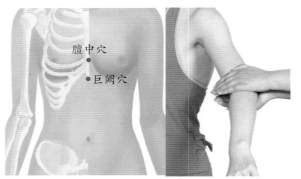

膻中穴
巨阙穴

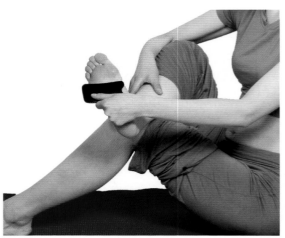

辅助按摩保健法

按摩部位 **腹部**
按摩方法

　　按摩前应排空小便，洗净双手；仰卧床上，两膝屈曲，全身放松，左手按在腹部，手心对着肚脐，右手叠放在左手上；先顺时针绕脐揉腹 50 次，再逆时针按揉 50 次；按揉过程中，呼吸节奏要自然，力度要适中。此法能平息肝火、畅通血脉，对血脉不畅引起的各种疾病能起到良好的辅助作用。

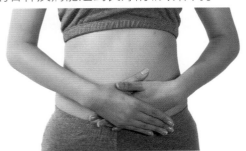

刮拭原理

　　刮拭背部及胸部有行气宣肺、安神宁心之功效，能预防心、肺等脏腑组织因血脉不畅导致的供血不足，进而避免急性心肌梗死、动脉硬化性脑梗死等疾病的发生；定期拍打肘窝、膝窝有疏经理气、净血化淤之功效，能使人体血脉畅通；刮拭手足部上述全息穴区可增强相应的脏腑功能，同时又能起到疏通经络、促进血液循环的作用，可有效预防因血脉不畅导致的各种疾病。

温馨提示

　　用拍打法拍打肘窝和膝窝时，一定要涂抹刮痧油。

一用就灵小妙招

　　足浴法：用热水或同温度的药物汤液浸浴双足，温度以 35℃ ~ 50℃ 为宜，每日 1 ~ 2 次，每次 30 分钟。此法可促进血液循环，增强新陈代谢，消除疲劳，改善睡眠，进而达到畅通经脉、调理脏腑、祛病强身的目的。

　　经常活动关节也可以促进血脉的畅通。人体的生命活动，是依靠血脉联系的，影响血脉运行的，除了心肺之外，人体的关节也可能造成很严重的影响。关节部位是人体不同部位之间连接的地方，没有肌肉覆盖，比较容易受到外界自然环境的侵害。如关节炎就是长期受到寒的侵害造成的，寒气在体内寒极生热，表现为炎症的症状。关节炎的治疗，并不是按照炎症采取消炎的方法，而是采取祛寒的方法，就是这个道理。平时加强对于关节的活动，可以让血脉免受自然环境的影响，确保血脉的畅通。

强健骨骼

中医认为，血为水谷之精气，即为人体赖以生存的营养源；脉为血之府，即为血液循行的管道。血藏于肝，统于脾，布于肺，根于肾；血脉共主于心。刮痧疗法，除了能促进人体血液循环、保持血脉畅通外，还能舒经活络、强身健骨，使你拥有结实的骨骼。

简易刮痧疗法

刮拭部位 背部、腰腹部、手足部

刮拭步骤

1 以面刮法自上而下刮拭背部膀胱经。其中，重点刮拭大杼穴、肝俞穴、脾俞穴、肾俞穴、魂门穴、意舍穴以及志室穴。

2 以双角刮法和面刮法自上而下刮拭脊柱。其中，脊椎的棘突与横突之间的部位用双角刮法；脊椎的棘突与两侧肌肉部位用面刮法。因脊柱较长，可分为颈椎、胸椎、腰椎3段依次进行刮拭。

3 以面刮法自上而下刮拭腰腹部期门穴、章门穴以及京门穴。

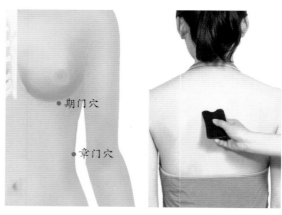

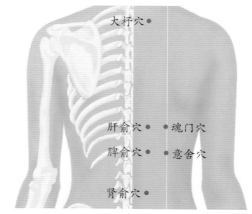

辅助按摩保健法

按摩部位 背部、腹部、四肢

按摩方法

1 点按背部的肺俞、心俞、肝俞、脾俞、肾俞等穴位各50～100次。

2 掌摩腹部脐下关元穴5～10分钟。

3 拿捏上肢曲池穴、内关穴和下肢足三里、三阴交、上巨虚、下巨虚等穴位各5～10次。

4 拿捏手背虎口处合谷穴以及足部太溪穴、太冲穴各5～10次；摩擦足底涌泉穴100～200次，坚持每天按摩一次，力度不宜过重。

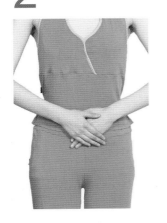
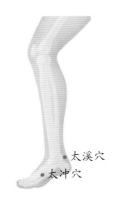

太溪穴
太冲穴

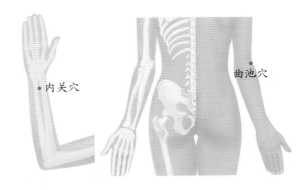

内关穴
曲池穴

一用就灵小妙招

1. 日光浴：有太阳的天气，享受15～30分钟的日照，人体自身就可以合成维生素D，而维生素D可促进人体对钙的吸收，长期坚持日光浴可有效地预防佝偻病、骨质疏松等症的发生。

2. 补肾壮骨：可适当多吃动物肝脏。中医认为，多吃动物肝脏可以"以脏养脏"，进而起到补肾益精的功效，而肾主骨，因此可达到强健骨骼的目的。

刮拭原理

　　刮拭背部膀胱经可舒筋活血、强腰补肾，同时能有效缓解肩、颈、腰等部位的肌肉疼痛症状；刮拭脊柱及手足部脊椎全息穴区可以有效维持脊椎以及脊椎各关节的稳定性；刮拭腰腹部诸穴位有疏肝健脾、和胃降逆以及强腰益肾的功效，有助于调节脏腑功能，进而达到强健骨骼的目的，并有效地预防和缓解腰酸背痛等症状。

缓解眼疲劳

眼疲劳是一种眼科常见病，通常是由于用眼过度，或长时间看电视、电脑屏幕等有一定辐射性的物体所导致。眼疲劳的症状多种多样，常见的主要有眼干、眼涩、眼酸胀、视物模糊甚至视力下降等，这些症状直接影响着人们的工作与生活。

简易刮痧疗法

刮拭部位 **眼反射区、肝反射区、商阳穴**

刮拭步骤

1 刮痧时，用刮痧板以平面按揉法刺激手掌上的眼反射区3～5分钟，力度要尽量重。

2 用刮痧板以点按法重力刺激手掌上的肝反射区，时间以3～5分钟为宜。按摩力度则要尽量重。

3 用刮痧板以点按法刺激商阳穴3～5分钟。

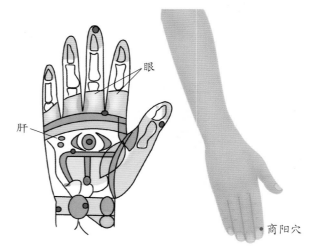

眼

肝

商阳穴

一用就灵小妙招

1. 转眼睛。疲劳时，让眼睛向左右各旋转20次，眼睛依次看向左、右、左上、右上、左下、右下，然后闭眼休息几秒。

2. 足浴法。将黑豆100克、枸杞子20克、小红枣20枚洗净，加适量清水煎煮30分钟，然后去渣取汁，与2000毫升开水一起倒入盆中，先熏蒸，待水温适宜时可浸泡双脚。每天1次，每次40分钟。此法具有滋养肝肾、补益心脾的作用，适用于视力下降、神疲乏力等症。

3. 摩擦双手，直至它们发热为止。然后，闭上双眼，用手掌盖住眼圈，勿压迫双眼，盖住即可。深缓地呼吸，并想象黑暗。每天这样做20分钟，有助于减轻眼部疲劳。

辅助按摩保健法

按摩部位 耳部、厉兑穴

按摩方法

1 单手用力向下牵拉耳垂15～20次，此法简单易行，疗效显著。耳垂上多为头面部穴位区，经常按摩对缓解视觉疲劳、眩晕等有很好的效果。

2 用拇指指腹按揉厉兑穴，力度要稍重。刺激厉兑穴，可醒脾健胃，促进脾胃升清降浊、运化食物的功能，经常按摩，可缓解眼疲劳。

刮拭原理

刮拭上述穴位，能够对眼袋、黑眼圈、鱼尾纹、眼角纹、眼部浮肿等具有神奇功效。通过刮痧能排解出眼部及其周围积存的毒素，快速去除眼部问题，另外还能改善眼部的酸痛症状，提升视力，使双眼更明亮。

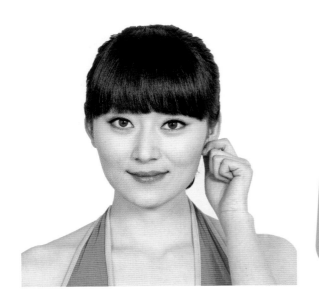

温馨提示

1. 如果你连续在电脑前工作6～8小时，应每2～3小时休息一次。喝杯咖啡、上个厕所，或只是让眼睛离开电脑10～15分钟。

2. 经常眨眼睛，以增加泪水分泌，达到滋润眼睛功效。

3. 电脑屏幕顶端高度要略低于眼睛的视平线，摆放最理想的位置是电脑屏幕中心应在眼睛视线下方约20度的地方。

消除大脑疲劳

长时间的连续工作，或突然受精神刺激，或长期焦虑，或饥饿和饱食后用脑等都可引起大脑疲劳，常表现为头昏、脑胀、头痛、失眠、记忆力减退等症状。鉴于此，缓解大脑疲劳，进行脑保健刻不容缓。

至于消除大脑疲劳的方法，可谓繁杂。不过，其中最为有效的方法当属刮痧疗法。此外，科学用脑，避免过度用脑，也是消除大脑疲劳的关键所在。

简易刮痧疗法

刮拭部位 头部百会穴及四神聪、头维穴至风池穴、太阳穴

刮拭步骤

1 以平补平泻法先刮百会穴及四神聪穴，再从头维穴刮至风池穴，重点是刮拭头维穴和风池穴。

2 用刮痧板点按太阳穴。

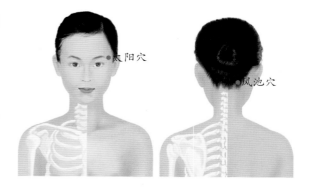

太阳穴

风池穴

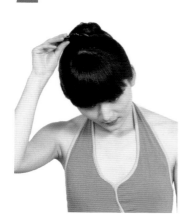

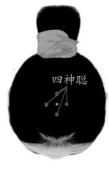

四神聪

刮拭原理

头为诸阳之会，对头部各穴位刮痧，能促进头部血液循环，改善大脑供血，进而使头脑清醒，缓解大脑疲劳。此外，还有利于增强记忆力。

辅助按摩保健法

按摩部位　手部大脑反射区

按摩方法

1 用拇指指腹掐揉大脑反射区，力度以能忍耐为宜，反复掐揉3分钟。掐揉大脑反射区能调整脑功能，补气益血，抗疲劳。此法还具有增强记忆力、健脑益智的功效。

2 两手五指分开，微屈手指，用手指从前发际向后梳理头发，经头顶至脑后，做3~5分钟，早晚各1次，疲劳时可随时做。

3 两手中指按于太阳穴处，顺、逆时针各揉按21次。然后，食、中指并拢，从太阳穴向耳尖方向推按21次。

4 两手中指指腹按于风池穴，顺、逆时针各揉按21次。然后，两手中间三指沿颈后外缘向肩部推按21次。

5 右手食、中指并拢按于百会穴，顺、逆时针各揉按21次。

6 用双手掌心分置于头两侧颞部，缓慢对按2分钟。

温馨提示

1. 保证每天睡眠充足，成人每天应该坚持7~9小时，这样才能及时消除大脑疲劳，改善疲劳综合征症状。
2. 多吃富含钾元素的食品。人体缺钾会软弱无力，影响精力集中，钾元素这种电解质可直接连通大脑神经，可使大脑神经介质正常有序地工作，确保大脑轻松。富含钾元素的食品有家禽、鱼、肉、牛奶、奶酪、粗粮、土豆、豆类和坚果、香蕉、荸荠、杏、柑橘类等。

一用就灵小妙招

1. 让大拇指做360度的旋转，尽可能做画圆运动，顺时针、逆时针各转1分钟。此动作可以刺激拇指上的大脑、垂体、颈项以及甲状腺等反射区，能调整神经系统功能，具有增强神经、肌肉耐劳作性的作用，有助于消除大脑疲劳。
2. 将两手用力搓热（搓热了效果才好），然后两手十指交叉叠放在后脑部（如同枕枕头一样），背部后靠在椅背上。很快，后脑就会感觉温温热热，如温水沐浴般舒适，几分钟就可消除大脑疲劳。
3. 将双手掌相对搓热，然后由前额处经鼻两侧向下至脸颊部，再向上至前额处，做上下方向的搓脸动作36次。

缓解神经衰弱

神经衰弱是指患者精神活动长期过度紧张，导致大脑的兴奋和抑制功能失调。该病症状可分为两大类：一是兴奋占优势的症状，包括头痛、头晕、耳鸣、心慌气短、失眠多梦等；二是抑制占优势的症状，包括记忆力减退、注意力不集中、思维迟钝、精神萎靡、乏力、性功能减退等。

刮痧疗法治疗神经衰弱，可畅通气血，调节神经中枢的功能，进而消除各种神经衰弱症状。

简易刮痧疗法

刮拭部位 头部、胸部、上肢、下肢、背部

刮拭步骤

1 以平刮法刮拭全息穴区额中带、额旁1带（右侧）、额旁2带（左侧）、额顶带后1/3处。

2 以点按法刮拭任脉上的膻中穴、胃经上的双侧乳根穴。

3 以面刮法刮拭上肢双侧内关穴至大陵穴，然后刮拭上肢双侧神门穴。

4 以点按法刮拭双侧三阴交穴、双侧丰隆穴、双侧涌泉穴。

5 以面刮法刮拭背部双侧心俞穴至脾俞穴。

6 以点按法刮拭督脉上的百会穴、上星穴至神庭穴。

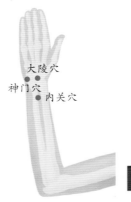
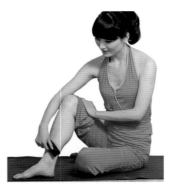

大陵穴
神门穴
内关穴

刮拭原理

刮拭以上部位，可影响神经中枢的功能，使神经中枢的兴奋和抑制过程恢复平衡，头晕、失眠、多梦等不适得到改善；刮拭还能舒筋活血，通利关节，使肢体疼痛减轻或消失，神经衰弱的某些发病因素也可消除。头、后背、脚心等部位有不少镇静、安眠穴位，刮拭刺激这些穴位有镇静催眠作用。

辅助按摩保健法

按摩部位　头部、膝部
按摩方法

1 每晚临睡前半小时先擦热双掌，然后将双掌贴于面颊，两手中指起于迎香穴，向上推至发际，经睛明、攒竹等穴，然后两手分开向两侧至额角而下，食指经"耳门"返回起点，如此反复按摩30～40次。

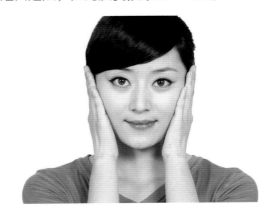

2 取坐位，两手按于两膝膑骨上，由外向内揉动30次，然后再由内向外揉动30次。揉动时手不离开皮肤，轻度用力，膝部感到舒适即可。

3 按摩肾俞穴法。肾俞穴属膀胱经的重要穴位，为肾脏所在部位，常按肾俞穴有散风祛湿、固精益肾、挽救亏损劳伤、强腰壮肾的功效，对阳痿、遗精、早泄及女性痛经、月经不调等均有防治作用。按摩时，取端坐位，收心定意，调息均匀，以鼻子吸气一口，屏住气，屏气时两手搓热，紧按肾俞，稍停片刻，用力下搓到尾骨部，再回搓至两臂后屈尽处，两手一上一下交替进行81次，每日晨起及睡前各按摩一次。

一用就灵小妙招

1. 捏脊

神经衰弱患者多有食欲不佳、消化功能紊乱等症状，而捏脊可以调整自主神经功能，缓解神经衰弱引起的胃肠功能失调，促使食欲旺盛。注意此按摩法最好请患者家属进行，由上至下一捏一松脊骨2～3分钟，每日1～2次。

2. 站马步桩

动作是双脚先平行开立，双脚距离相当于锻炼者三个脚掌的长度，然后双腿屈膝平蹲，脚尖正对前方，而后挺胸、塌腰、落臂，身体重心落于两腿之间。每天练习2次，每次坚持5～10分钟，长期下来，对于缓解神经衰弱有很好的效果。

3. 站马步桩治神经衰弱

两脚开立与肩同宽，大腿屈膝蹲平，脚尖里扣正对前方，挺胸、塌腰、落臂，身体重心落于两腿之间。每天坚持早晚各练习5～10分钟。久而久之，神经衰弱症便可治愈。

增强免疫功能

免疫功能是人体抵抗疾病入侵的防护墙。免疫功能低下主要是由病毒、细菌、真菌等感染或药物、肿瘤、疲劳、失眠、营养不良等原因引起。一旦免疫功能减弱，免疫系统就不能正常发挥保护作用，在此情况下，极易招致细菌、病毒、真菌等感染，甚至引发肿瘤。实践证明中医保健刮痧疗法也可以增强机体的免疫功能。

简易刮痧疗法

刮拭部位 头部、颈椎、胸部、腹部、背部、上肢、下肢

刮拭步骤

1 用点按法刺激头部百会穴，力度要轻。

2 用面刮法刮拭颈椎上的大椎穴，力度可稍重。

3 用刮痧板的厚边以面刮法从天突穴经璇玑穴、华盖穴、紫宫穴、玉堂穴、膻中穴到中脘穴进行刮拭。

4 用点按法刮拭腹部中脘穴，力度适中。

5 用面刮法刮拭背部肾俞穴，力度可稍重。

6 用角刮法刮拭上肢的合谷穴，力度可稍重。

7 用面刮法刮拭下肢的足三里穴，力度可稍重。

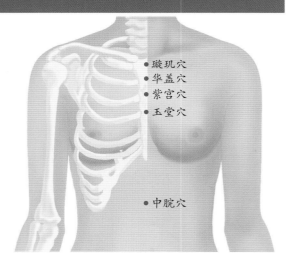

● 璇玑穴
● 华盖穴
● 紫宫穴
● 玉堂穴

● 中脘穴

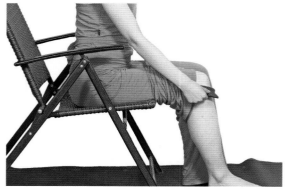

辅助按摩保健法

按摩部位 商阳穴、合谷穴、列缺穴、内关穴、外关穴，耳廓

按摩方法

1 两手交替。用拇指尖放在穴位上，食指放在与穴位相对的一侧，稍用力进行捏揉，以有酸胀感为度。每穴按揉108下，每天三次。

2 排除一切杂念，放松身体，在静下心来后，两手拇指与食指分别握左右两只耳廓，沿廓轮自上而下滑拉，直至耳朵产生一种暖热和舒服的感觉为止。每次大约需要2~3分钟，一日至少要锻炼2~3次。

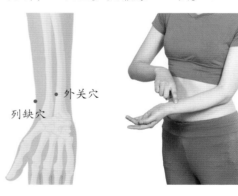

外关穴
列缺穴

刮拭原理

中医认为，刺激百会穴、大椎穴、天突穴、膻中穴、中脘穴、肾俞穴、合谷穴、足三里穴，都有提高机体免疫力的功效。当然，要想起到增强免疫力的作用，就需要持之以恒地对这些穴位进行刮拭。

辅助饮食保健法

银耳猪肝汤

取银耳10克，猪肝50克，小白菜50克，鸡蛋1个，葱、姜、生粉、盐、酱油各适量。把银耳放入温水中泡发，然后去蒂根并将其撕成片状备用；猪肝洗净，切成薄片备用；小白菜洗净，切成约5厘米长的段备用；姜切片、葱切段备用；把猪肝放在碗内，加入适量的生粉、盐、酱油，打入鸡蛋拌匀待用；砂锅加热，放油烧至六成热时，放入姜、葱爆香，之后加入大约300毫升水，烧开后加入银耳、猪肝，煮10分钟即成。此方具有补肝明目、润肺养阴、提高人体免疫力的功效。

温馨提示

1. 积极向上的心态。
2. 有规律、长期的适度锻炼能够增强身体的抵抗力。
3. 生气和悲伤会损害健康，欢笑则起相反作用，开怀大笑可以使免疫细胞变得更加活跃。

预防心脑血管疾病

心脑血管疾病是心血管病与脑血管病的统称。心血管疾病包括高脂血症、高血压、心脏病等；脑血管疾病包括脑血栓、脑栓塞、脑出血等。心脑血管疾病是危害人类健康与生命最主要的疾病，具有"发病率高、致残率高、死亡率高、复发率高、并发症多"的特点，我国每年因心脑血管疾病死亡者占死亡病例的半数左右。

病因分析

饮食不节，多食肥甘厚腻，饮食中脂类、醇类过多；同时又没有合理的运动促进脂类、醇类的代谢，导致体内脂类、醇类物质过多，掺杂在血液中，堵塞毛细血管，随着时间的推移，脂类、醇类物质容易和体内游离的矿物质离子结合，形成血栓。血栓容易在血管的狭窄处堆积、钙化，使血管直径缩小。心脏为了保持足够的供血量，就增加血压，造成高血压疾病。如果血压过高，可能导致血管崩裂，于是产生出血性心脑血管疾病。如果由于堵塞供血不足，即成为缺血性心脑血管疾病。

主要症状

心血管疾病，可出现胸闷、心悸、心慌气短、心律不齐，胸痛、胸骨后或心前区疼痛等症状；脑血管疾病，可出现偏瘫、偏身感觉障碍、偏盲、失语，或者交叉性瘫痪、交叉性感觉障碍、外眼肌麻痹、眼球震颤、吞咽困难等症状。

简易部位刮痧疗法

刮拭部位 **背部、上肢、下肢**

刮拭步骤

1 先刮足太阳膀胱经，从肺俞经心俞、肝俞、脾俞、肾俞刮至大肠俞，以皮肤出痧为度。

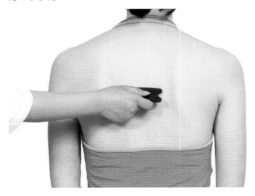

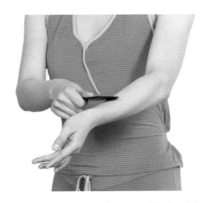 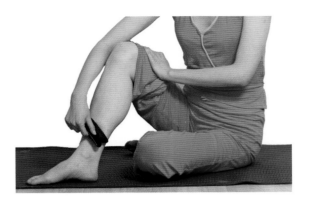

2 刮上肢手厥阴心包经，从曲池经郄门、间使、内关刮至劳宫穴；刮手少阴心经，从极泉穴往下经少海、通里、神门刮至少府处，均以皮肤潮红为度。

3 刮下肢足阳明胃经，从足三里经上下巨虚刮至丰隆穴；刮下肢足太阴脾经，从血海穴往下经阴陵泉、地机刮至三阴交处，均以皮肤潮红为度。

辅助按摩保健法

按摩部位 **商阳穴、合谷穴、列缺穴、内关穴、外关穴、耳廓**

按摩方法

　　经常按压或灸关元穴、气海穴、足三里穴，可扶助正气、增强体质、减少心脑血管病的发生。足三里穴适合指针（用指尖代替针具）按压或艾条灸。

刮拭原理

　　足太阳膀胱经上背俞穴为五脏六腑之气输注于背腰部的穴位，刮之可调节各脏腑机能，补虚泻实；心经、心包经在经络循行上属络心脏，刮之可舒经活络，行气活血；脾经、胃经刮之可健脾胃助运化，从而化痰除湿，化生气血。

温馨提示

1. 合理膳食，增加纤维膳食，多吃鱼和鱼油，多吃豆制品，戒烟限酒、低盐饮食。
2. 适量运动，不宜晨练，以身体微汗、不感到疲劳、运动后自感身体轻松为准。
3. 保持良好的思想情绪，避免精神紧张、情绪激动、生活无规律、焦虑、抑郁等。
4. 踢踢小腿肚能防心脏病。老年人可用拐杖和一条腿支撑地面，用另一条腿的脚面依次踢打腿肚子的承筋穴或承山穴然后交换进行，共做100次，可预防心脏病。
5. 当心绞痛发作，一时无法找到硝酸甘油等药物时，旁人可用拇指掐患者中指甲根部，让其有明显痛感，亦可一压一放，持续3～5分钟，并急送医院。

预防呼吸系统疾病

呼吸系统疾病是指局限于呼吸系统的疾病。从生理上可分为阻塞性肺疾病（支气管炎、哮喘、慢性阻塞性肺气肿等）和限制性肺疾病（肺纤维化、胸腔积液、胸膜炎等）。从解剖学上可分为上呼吸道疾病，下呼吸道疾病，肺间质疾病和血管性肺病（肺动脉高压等）。由于大气污染、吸烟、人口老龄化及其他因素，呼吸系统疾病的发病率、死亡率有增无减。

病因分析

呼吸系统包括鼻、咽、喉、气管、支气管和肺，是通气和换气的器官。呼吸系统与外界相通，肺又是体内唯一接受全部心输出血量的器官，血流量也多，环境中的有害气体、粉尘、病原微生物及某些致敏原和血液中的致病因子易侵入肺内引发疾病。

主要症状

咳嗽、咳痰、咯血、呼吸困难、胸痛等。

简易部位刮痧疗法

刮拭部位 背部、胸部、上肢、下肢

刮拭步骤

1 先刮背部足太阳膀胱经，从肺俞经心俞、肝俞、脾俞、胃俞刮至肾俞，以皮肤出痧为度。

2 刮胸部任脉，从天突穴往下经华盖、玉堂刮至膻中穴，以皮肤潮红为度。

3 刮上肢手太阴肺经，从中府经天府、尺泽、列缺、太渊刮至鱼际处；刮手阳明大肠经，从曲池穴经手三里、偏历刮至合谷穴，均以皮肤潮红为度。

4 刮下肢足阳明胃经，从足三里经上下巨虚刮至丰隆穴；刮下肢足太阴脾经，从阴陵泉往下经地机刮至三阴交处，均以皮肤潮红为度。

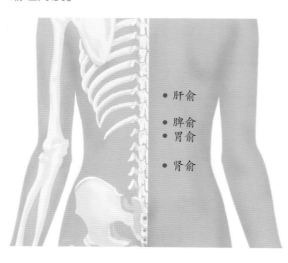

肝俞
脾俞
胃俞
肾俞

刮拭原理

足太阳膀胱经上背俞穴为五脏六腑之气输注于背腰部的穴位，刮之可调节各脏腑机能，补虚泻实；所刮任脉诸穴位邻肺脏，刮之可宽胸理气，疏通局部气血；肺经、大肠经在经络循行上属络肺脏，刮之可疏通经气，调节肺气；脾经、胃经刮之可健脾胃助运化，从而化痰除湿，补益气血。

辅助按摩保健法

按摩部位　鼻部、喉部、背部
按摩方法

1 摩鼻。春秋两季是过敏性鼻炎发作最严重的时候，为此，我们不妨做做摩鼻运动。方法是先用冷水清洗鼻腔，然后再进行按摩，如点压迎香穴等穴位，将两手拇指外侧相互摩擦，有热感后，用双手拇指外侧上下摩擦鼻梁两侧30次左右，是强健鼻腔功能、保护呼吸道门户的好方法。

2 捶背。端坐，腰背自然直立，双目微闭放松，双手握成空拳，适当用力，反捶脊背中央及两侧，先从下向上，再从上到下；先捶背中央，再捶左右两侧，各捶8~10次。

3 摩喉。坐立均可，端正身体的姿势，仰头，颈部伸直，用手沿咽喉部向下按摩，直至胸部。左右手交替按摩各6次。按摩时，拇指与其他四指张开，以虎口对准咽喉部，自颏下向下按摩，动作宜缓慢，用力适当。此方法利咽喉，可预防感冒咳嗽。

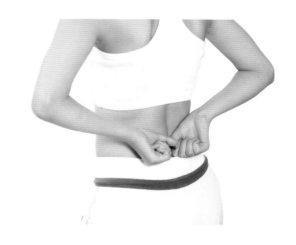

温馨提示

1. 增强体质，注意保暖，以防感冒。居室内应适当通风，保持空气清新，少去公共场合。
2. 调节饮食，宜食用营养价值高及富含维生素的食物，戒烟。

预防肝胆系统疾病

肝胆系统疾病包括脂肪肝，病毒性肝炎，肝纤维化，肝硬化及其并发症，肝肿瘤，胆汁郁积，胆囊炎，胆石症等疾病。在我国肝胆病发病率高，治疗困难，据统计，我国每年死于各种肝病的患者达 30 万人，仅病毒性肝炎每年造成经济损失便高达 200 多亿元。

病因分析

1. 饮食不节，嗜食肥甘厚腻，饮食不洁，脾胃受损，运化失职，湿热内生，湿热下注肝胆，而引发肝胆系统疾病。

2. 长期抑郁，积燥易怒，致肝郁气滞，肝脏失于疏泄，胆汁郁积，而发为肝胆系统疾病。

主要症状

可见巩膜、黏膜或皮肤、尿液呈现黄色，肝胆区疼痛，食欲不振，厌油腻，腹水，伴有全身无力，恶心呕吐，消瘦，发热等症状。

简易部位刮痧疗法

刮拭部位 背部、胸胁部、下肢

1 先刮背部足太阳膀胱经，从膈俞经肝俞、胆俞、脾俞、胃俞刮至肾俞，以皮肤出痧为度。

2 再刮胸胁部肝经，从期门刮至章门；胸胁部胆经，从日月刮至京门，均以皮肤出痧为度。

3 刮下肢足厥阴肝经，从曲泉刮至蠡沟穴，再刮太冲穴；刮下肢足少阳胆经，从阳陵泉经外丘、光明刮至悬钟穴，再刮奇穴胆囊穴；均以皮肤出痧为度。

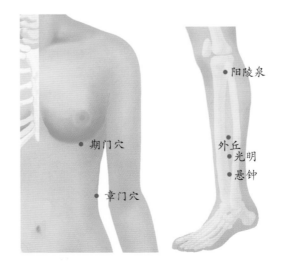

阳陵泉

期门穴

外丘
光明
悬钟

章门穴

4 小手指下方是肝脏功能区，常饮酒的人可经常用刮痧板由手指侧往下轻轻刮拭。另外，位于脚背大拇指与第二趾间稍后是太冲穴所在，常用刮痧板由趾头处往脚背刮拭，可强化肝脏功能。

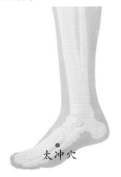

太冲穴

辅助按摩保健法

按摩部位 **鼻部、喉部、背部**
按摩方法

1 健腿舒筋护肝法。肝主筋，因而舒筋活络是保护肝脏的重要方法。干洗腿：两手紧抱一侧大腿根，稍用力向下摩擦到足

刮拭原理

膈俞、肝俞、胆俞可行气活血，疏肝利胆；脾俞、胃俞、肾俞可健脾胃，运化水湿，补益肾气；肝经、胆经在经络循行上属络肝胆，刮之可疏利肝胆之气，清利肝胆湿热，行气活血；胆囊穴为治疗胆腑疾病的经验要穴。

踝，然后再往回摩擦到大腿根。可预防下肢静脉曲张、水肿和肌肉萎缩等。揉腿肚：以两手掌夹紧一侧小腿肚(即腓肠肌)，旋转揉动，可加强肌力，预防腿肚抽筋和肌肉萎缩。

2 经常揉"地筋"能益肝。将脚底面向自己，把足趾向上翻起，就会发现一条硬筋从脚底浮现出来，这就是"地筋"。这根筋循行在肝经上，肝气不足、血不下行的人，揉这地方的时候会感觉这根筋软弱无力，这类人需要把这根筋揉出来才好；还有人这根筋很粗大，揉起来毫无感觉，这类人通常年轻时脾气暴躁，肝功能较强，但现已肝气衰弱，更需要常揉此筋。

3 卧姿养肝法。春季宜早睡早起，睡时头宜朝东方，以顺应自然发生之气。卧姿养肝每天临睡前做1次即可。方法为仰卧，头东足西，舌抵上颚，闭口闭目，鼓漱30次，使口中津液逐渐增多，待津液满口时，缓慢咽下，此法有养护肝脏的作用。对于老年人春季津液不足之口干舌燥、皮肤干燥等均有作用。

温馨提示
1. 饮食有节，忌肥甘厚味，油腻之品，戒烟酒，饭前饭后勤洗手，注意饮食卫生。
2. 平素应保持愉快心情，睡眠充足、劳逸结合、尽量减少体力劳动和激烈运动。
3. 少服对肝脏有损害的药物。

预防消化系统疾病

消化系统疾病包括食管、胃、肠、肝、胆、胰腺、腹膜及肠系膜等疾病。消化系统疾病是常见病、多发病，总发病率占人口的 30％，各大医院门诊病人中有 50％ 是这个系统的疾病，其中须急诊入院治疗者约占急诊入院病人的 25％；在世界范围内，因消化系统疾病死亡的人数，占总死亡人数的 14％。

病因分析

1. 细菌感染可导致急性阑尾炎、急性肠胃炎、消化性溃疡和慢性胃炎等。病毒性感染可导致病毒性肝炎等疾病。

2. 饮食不节生活习惯不规律，过量饮酒导致急性酒精中毒，过烫饮食可诱发食管癌。

3. 药物滥用阿司匹林和肾上腺素均能引起胃和食管的炎症，甚至引起溃疡；抗菌素的滥用会引起严重菌群失调，而表现为伪膜性肠炎。

4. 遗传因素先天异常或免疫异常，精神紧张或过度劳累等均可引起消化系统疾病。

主要症状

腹痛、腹泻、恶心、呕吐、呕血、黑便、食欲不振、嗳气、返酸、吞咽困难、便秘等。

简易部位刮痧疗法

刮拭部位 背部、腹部、上肢、下肢

刮拭步骤

1 刮背部足太阳膀胱经，从肝俞经胆俞、脾俞、胃俞、肾俞刮至大肠俞，以皮肤出痧为度。

2 刮腹部足阳明胃经，从梁门往下经关门、太乙门、滑肉门刮至天枢，以皮肤潮红为度。

3 刮上肢手阳明大肠经，从曲池穴经手三里、偏历刮至合谷穴，以皮肤潮红为度。

4 刮下肢足阳明胃经，从足三里经上下巨虚刮至丰隆穴；刮下肢足太阴脾经，从阴陵泉往下经地机刮至三阴交处，均以皮肤潮红为度。

关门穴
太乙门穴
滑肉门穴
天枢穴

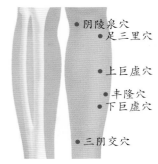

阴陵泉穴
足三里穴
上巨虚穴
丰隆穴
下巨虚穴
三阴交穴

辅助按摩保健法

1. 摩腹。可给腹部的穴位以良性刺激，推动气血运行，还可使腹部肌肉强健，增强胃肠蠕动和加强消化液分泌，改善消化吸收功能，防止习惯性便秘和慢性胃肠炎等疾病。了解和掌握摩腹的补、泻方法很重要，左手按逆时针方向绕脐摩腹为补；右手按顺时针方向绕脐摩腹为泻。一般养生"一逆一顺"或"一顺一逆"各绕脐摩腹100圈为平补、平泻法。年老体虚、胃肠疾患、大便溏泻者，应先用左手按逆时针方向绕脐摩腹100圈，再用右手按顺时针方向绕脐摩腹100圈，最后仍用左手按逆时针方向绕脐摩腹100圈。身体肥胖，口干舌燥，大便硬结，应先按顺时针方向再

一用就灵小妙招

　　饭后百步走，活到九十九。饭后不应立即坐下工作，应缓慢散步，并揉腹以助消化。

按逆时针方向，最后顺时针方向，各绕脐摩腹100圈。

2. 按压合谷助排便。当你难便或感觉未尽时，只要按压合谷便有助排便。用左右手交替按压合谷穴位若干次，当感觉肛门处有微动的反应时，大便即容易排出。

刮拭原理

　　肝俞、胆俞可疏肝利胆；脾俞、胃俞健脾胃，助运化；肾俞补益肾气；大肠俞清利肠腑；所刮腹部胃经各穴可消食导滞，通利腑气；下肢脾经、胃经刮之可健脾胃助运化，从而运化水谷，化生气血，且能化痰除湿。

温馨提示

1. 饮食有节，注意定时定量，避免过饥过饱。选用易消化、营养价值高及保护胃的食物，忌食过硬、过热、过冷及辛辣刺激性食物。注意饮食卫生，饭前便后要洗手。

2. 改进食品加工烹调方法。尽量少吃腌制酸菜、咸鱼、熏肠、火腿等，不要吃霉变、变质的食物。花生、大米、玉米、大豆、高粱容易被黄曲霉素污染，可致癌。

3. 保持心情愉悦，避免过度紧张、焦虑，劳逸结合。

预防泌尿生殖系统疾病

生殖系统疾病是肾脏、膀胱、输尿管及内外生殖器的疾病，包括急慢性肾小球肾炎，肾病综合征，尿路感染，肾衰竭，前列腺增生，梅毒，淋病，盆腔炎，宫颈糜烂，不孕不育等疾病。泌尿生殖系统疾病可严重影响男女的生殖能力、夫妻生活，以及身心健康。

简易部位刮痧疗法

刮拭部位 背部、腹部、下肢

刮拭步骤

1 刮背部脊柱两侧膀胱经，从肝俞经脾俞、胃俞、肾俞刮至大肠俞；刮背部脊柱正中督脉，从命门穴刮至腰阳关穴，均以皮肤出痧为度。

2 刮腹部任脉，从气海往下经关元刮至中极穴，以皮肤潮红为度。

3 刮下肢足阳明胃经足三里穴；足太阴脾经从阴陵泉刮至三阴交；足厥阴肝经从曲泉刮至蠡沟穴，再刮太冲穴；刮足少阴肾经阴谷、太溪、照海穴，均以皮肤潮红为度。

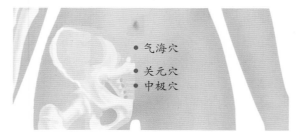

- 气海穴
- 关元穴
- 中极穴

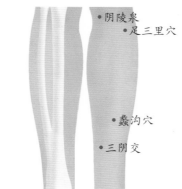

- 阴陵泉
- 足三里穴
- 蠡沟穴
- 三阴交

刮拭原理

刮脾俞、胃俞可清利湿热；肝俞、肾俞补益肝肾；大肠俞清利肠腑；命门、腰阳关温肾壮阳；气海、关元可温肾阳，益肾气；中极清利膀胱湿热；阴谷清利下焦湿热。

PART

4

不同体质的刮痧健康法

体质是健康的土壤，亦是疾病的温床。实际上，改善体质、提高健康素质的目标，除了通过药疗、食疗、按摩等方法实现外，刮痧也能够起到直接的作用。刮痧与其他治疗方法优势互补，对身体健康起到了锦上添花的作用。

根据体质选择刮痧法

体质是健康的土壤，亦是疾病的温床。中医对人体的体质的划分法很多，最常见的是分为阳虚、阴虚、气虚、气郁、湿热、痰湿、特禀、平和等九种体质。不同体质的养生当然也各有不同。

体质是刮痧的基础

体质的分类对于指导刮痧、养生祛病有着重要的作用。中医治病的本质是疏通经络，畅通气血。而我们说过，人的体质形成，与其先天的禀赋（遗传）及后天的调养关系紧密，也就是说，食、住、行、心理影响着体质，同时也导致了人们对各类疾病的易感性和疾病的发生和发展。刮痧的直接作用是疏通经络，经络畅通则气血通畅，食物、营养才可以源源不断地输送到各个脏腑，为人体提供原动力，增强脏腑的功能；脏腑功能增强了，又促进经络的畅通，由此形成良性循环，使已经走向偏颇体质又逐步向"平和"体质转化。这便是刮痧和体质间的互补作用。

中医和西医的不同就在于：西医看病，往往"只看病，不看人"；而中医过去看病的证候，现在看体质，辨清体质再"下药"。掌握了自己的体质，再去选择最适合自己的刮痧法和其他的保健方法，这样，每个人就是自己的保健医生，何乐而不为！

根据刮痧判断体质

各类偏颇体质都有其明显的体质特征、临床症状，而经络调理方法等方面的内容，对人体治未病、提高气血水平和治疗各种疾病有着很好的作用。

实际上，改善体质、提高健康素质的目标，除了通过药疗、食疗、按摩等方法实现外，刮痧也能够起到直接的作用。刮痧与其他治疗方法优势互补，对身体健康起到了锦上添花的作用。每个人的体质可以通过体态特征、临床表现和中医的望、闻、问、切来判断其所属的体质类型，再根据体质选择预防和治疗方案。运用刮痧的方法也可以对体质进行分类和判断，如根据痧证在体表经络的部位、痧象的色泽、痧疹的多少以及被刮拭者疼痛的感受度等，就可以判定其体质寒、热、虚、湿等的症状，而刮痧诊断体质的过程，也是预防和治疗疾病的有效手段。

那么，如何通过刮痧判断自己属于什么体质？主要看刮痧后的反应，我们以一个表格来看。

刮痧后的反应	体质判断	体质的特征	刮痧要领	刮痧选穴
无痧或仅有分散的点状浅红色痧粒，也无疼痛、结节、肌肉僵硬或松弛、萎软等阳性反应。	平和质	先天禀赋良好，后天调养得当；气血充足，经络通畅。	平和任督膀胱经；刮痧点穴贵在勤。	采用平补平泻法进行保健刮痧。
刮痧时不易出痧，出痧量少，出痧速度慢。疼痛性质清，性质多为酸痛，可以有肌肉松软和较软的砂砾、结节样反应。	气虚质	气短五脏虚，三高又两低，肥胖腹松软，无力要健脾。	气虚慢刮任督脉，另加膀胱胃肾经。	可刮拭脾俞、胃俞、足三里、气海、关元等穴。
刮痧时不容易出痧或易出现青紫色痧斑；疼痛性质为酸痛或有结节样阳性反应。	阳虚质	怕冷肾阳虚，手足冷肘膝；痛症月经病，温补升阳气。	阳虚补阳刮灸熏，任督脉加膀胱经。	可刮拭肾俞、关元、命门、腰阳关、足三里等穴。
刮痧时容易出痧，但痧量少，痧色粉红或鲜红。有砂砾、结节性阳性反应。	阴虚质	缺水五心热，干瘦急躁火，内火阴津乏，滋阴补水果。	阴虚刮痧需记清，宜选阴经轻慢行。滋阴降火更可行。	可刮拭任脉及三阴交、太溪、外关、合谷、曲池、凤池、大椎等。
常刮常出痧，出痧速度快，痧色紫红或青紫、青黑色。疼痛性质多为刺痛，易出现结节样阳性反应。	血瘀质	长斑黑瘦糙，体寒多痛症；肿瘤心脑梗，疏肝化瘀滞。	重刮点压任督脉，心包脾经膀胱经，外加华佗夹脊穴。	调理应活血养血。可刮拭血海、膈俞、足三里、合谷等穴。
刮痧时不易出痧，易出现酸痛及砂砾、结节样阳性反应。	痰湿质	痰湿阻津液，肥胖味重吃；高糖经不调，清淡健脾食。	痰湿平补平泄刮，膀胱上段任脉加。	调理重点在于运脾健脾。可刮拭脾俞、胃俞、足三里、丰隆、阴陵泉等穴。
刮痧时容易出痧，且痧量多，痧色鲜红或暗红，伴有明显的疼痛、痧砾、结节等阳性反应。	湿热质	长痘心燥热，便秘炎症多；年老少此症，祛湿疏肝胆。	湿热刮拭肝脾经，督脉膀胱大肠经。	可刮拭去吃、阴陵泉、阳陵泉等穴。

阴虚体质

滋阴益气，清热去火

阴虚即精、血、津液等阴液亏损的现象，实证表现为口干咽燥、五心烦热、尿黄便干、心悸气短、头晕眼花、精神状态差等，阳热过亢，会使人体对环境的适应能力减弱，并易衰老。

由此看来，阴虚体质者在日常养生中应注重清火气，养元气，而采用简单的刮痧保健疗法便可达到滋阴益气、清热去火的目的。

简易刮痧疗法

刮拭部位 背部、胸部、四肢

刮拭步骤

1 以面刮法和双角刮法自上而下刮拭脊椎、心脏对应区和脊椎、肾脏对应区。其中，重点刮拭厥阴俞穴、心俞穴以及肾俞穴。

2 以平刮法自内而外顺着肋骨方向刮拭胸部心脏体表投影区。

3 以疏理经气法自上而下由列缺穴至太渊穴刮拭上肢肺经，并以面刮法刮拭心包经内关穴；再以面刮法自上而下刮拭下肢脾经上的三阴交穴。

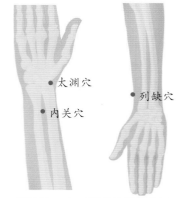

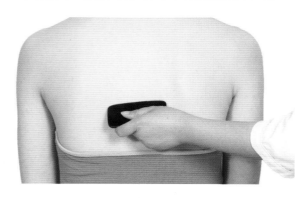

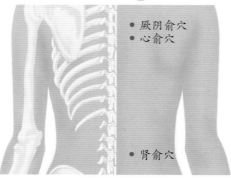

辅助按摩保健法

按摩部位　腰部
按摩方法

1 双手手掌互搓至掌心发热，分别放至腰部，并揉搓腰部至有热感为止，早晚各做一遍，每遍约200次。此法可补肾益气。

2 双手握拳，以双手拇指的掌关节突出部位逆时针按摩腰眼，力度宜逐渐加大，持续按摩10分钟左右，至按摩处有酸胀感为佳，早、中、晚各1次。腰为肾之府，常做腰眼按摩，能有效缓解中老年人因肾亏引起的慢性腰肌劳损、腰酸背痛等症状。

辅助饮食保健法

百合蛋黄汤

取百合50克，鸡蛋黄1个。将百合洗净并浸泡一晚，加400毫升清水，煎煮至剩200毫升，然后将鸡蛋黄搅匀调入即成。分2次服用。中医认为，百合有清心安神、滋阴润肺的功效，鸡蛋黄可养血滋阴，二者共煮汤，能起到滋阴养血、凝心安神的功效，能有效改善阴虚体质者的不适症状。

刮拭原理

刮拭背部及胸部有宽胸降气、补肾利水的功效，能有效改善阴虚体质者阴液不足、阳气过旺等现象；刮拭四肢可宣肺散邪、健脾利湿、宁志安神，对阴虚体质者常见的失眠、烦躁等症有很好的缓解作用。

一用就灵小妙招

腰膝保健操：身体端坐，双腿自然下垂；下身不动，上体保持正直，并左右转动上身3～5次，动作宜轻缓；然后双脚抬起，向前平伸10次（可根据个人体力酌情增减）。按此法活动腰膝，可益肾强腰，尤其适合肾阴虚者。

温馨提示

1. 阴虚体质者在刮痧时宜采用补法或平补平泻法，忌用泻法，忌刮痧时间过长、部位过多。

2. 刮痧过程中，以患者局部有热感或少量出痧为度。

3. 刮痧治疗应该选择刮试胸的正中间位置还有心脏的投影区。平常我们可以拿着刮痧板，隔着衣服就可以刮试，方向是从里向外。如果感觉这样刮痧的时候有疼痛感，可以在家把衣服脱了，涂上刮痧油，刮刮中间再刮刮两边，背部心脏的投影区也可以刮试。其次是腰部，腰部和肾虚也是有很大关系的，刮腰部可以隔着衣服从上到下，但注意在同一部位每次刮痧时间不要太长，温热即可，适可而止。

阳虚体质

温阳益气，补充能量

阳虚体质者多因阳气不足导致身体动力不足，进而感到四肢乏力、腰背疼痛、怕寒喜暖，阳虚体质者中常见咳喘心悸，小便不利，男性阳痿、滑精，女性宫寒不孕等疾病。

中医临床实践表明，采用简单的刮痧疗法可以达到温阳益气、补充能量的目的，从而平衡阴阳，改善阳虚体质者的体质状况。

简易刮痧疗法

刮拭部位 背部、胸部、四肢

刮拭步骤

1 以面刮法自上而下由大椎穴至阳穴刮拭背部督脉，并重点刮拭督脉的命门穴；以面刮法自上而下刮拭背部膀胱两侧经的神堂穴、心俞穴、志室穴以及肾俞穴。

2 以单角刮法自上而下刮拭膻中穴；以平刮法自内而外顺着肋骨走向刮拭胸部心脏体表投影区。

3 以平面按揉法自上而下分别刮拭上肢阳池穴和内关穴；以面刮法分别刮拭下肢足三里穴以及足部公孙穴、太白穴。

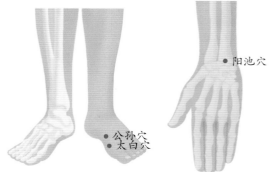

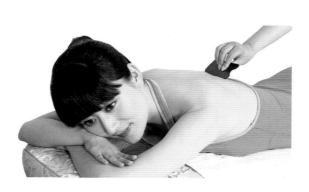

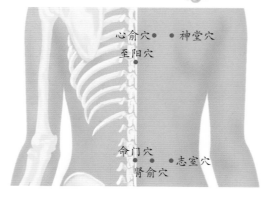

辅助按摩保健法

按摩部位 足底生殖腺反射区、涌泉穴

按摩方法

　　以食指第一关节点按足底生殖腺反射区，力度适中，动作宜缓慢有节奏，每次点按 5 次，持续按摩 2 分钟为宜；以拇指有节奏地按揉足底涌泉穴，手法宜轻柔缓慢，持续按揉 2 分钟。长期坚持用此法按摩可增益精髓，温益肾阳。

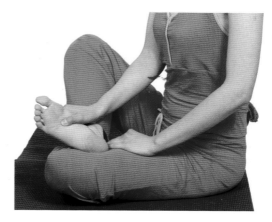

一用就灵小妙招

　　棒"打"督脉：晨起用桃木棒敲打督脉及全身各处，力度不宜过重，至全身发热为止。阳虚严重者初次敲打身体某处时会有些许疼痛感，长期坚持即可得到缓解。此法可温补阳气，尤其适合阳虚体质者。

　　小便踮脚补肾阳。男性小便时踮起脚尖站立，可起到强肾的功能，能连带达到强精的效果。坐蹲的女性，把第一脚趾和第二脚趾用力着地，踮一踮，抖一抖，也可起到补肾利尿的效果。

刮拭原理

　　刮拭背部和胸部可益肾助阳，宽胸降气，宁神定喘；刮拭四肢可疏肝利胆、健脾和胃、舒筋活络、温阳益气，从而有效平衡阳虚体质者多阴少阳的体质现状，增强其体内阳气，为其补充能量与动力。

辅助饮食保健法

鹿角胶粳米粥

　　取鹿角胶 6 克，粳米 100 克。将粳米煮成粥，然后把鹿角胶打碎放入热粥中搅匀即可。中医指出，鹿角胶具有活血化瘀、温阳补肾之效；粳米可补中益气，平和五脏。二者共煮成粥有补肾阳、益精血的作用，适用于肾阳不足、精血虚损所致的形体羸弱、腰膝酸软、遗精阳痿等症。

温馨提示

1. 阳虚体质者在刮痧时宜采用补法，时间以 20 分钟为佳；在重点穴位也可采用平补平泻法进行刮拭，但注意时间宜短不宜长；应忌用泻法。
2. 刮痧过程中，以刮拭部位有热感或少量出痧为度。

气郁体质

疏肝利胆，解郁除烦

气是人体生理活动的动力，气若运行不畅，就会导致气郁，"郁"即积聚在心里不得发泄。中医认为，气郁体质者常出现忧郁烦闷、七情不遂等症状，气郁则肝气郁结，而长期气郁则会导致血液循环不畅，严重影响人的身心健康。

中医认为，肝胆主疏泄，采用简单的刮痧疗法能起到疏肝利胆的作用，帮助气郁体质者解除忧郁烦闷、心情不畅等情绪，预防由气郁引起的各种生理疾病。

简易刮痧疗法

刮拭部位 背部、胸腹部、四肢

刮拭步骤

1 以面刮法及双角刮法自上而下刮拭背部肝胆脊椎对应区。其中，重点刮拭背部两侧膀胱经上的肝俞穴、胆俞穴、魂门穴以及阳纲穴。

2 以单角刮法自上而下刮拭膻中穴；以平刮法自内而外顺着肋骨走向刮拭右胁肋部肝胆体表投影区，并重点刮拭期门穴及章门穴。

3 以疏理经气法自上而下由支沟穴至外关穴刮拭上肢；同样以疏理经气法自上而下分别由曲泉穴至蠡沟穴刮拭下肢肝经、由阳陵泉穴至外丘穴刮拭下肢胆经。

4 依次刮头部的百会、印堂、太阳三个穴；背部刮膈俞、肝俞至胃俞三处；腹部从膻中穴刮至中脘穴；上肢从神门穴刮向少府，再刮内关穴；下肢是从太冲穴刮至行间穴。

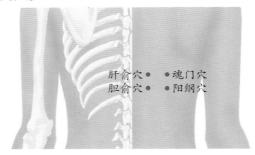

肝俞穴　魂门穴
胆俞穴　阳纲穴

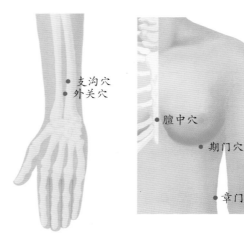

支沟穴
外关穴

膻中穴
期门穴
章门穴

辅助按摩保健法

按摩部位　手部、足部

按摩方法

1 以左手拇指按住右手肝反射区，逐渐加大力度有节奏地按压，以按摩局部有酸胀感为度。长期坚持按摩此处可有效缓解气郁体质者焦躁烦闷等情志异常症状。

2 以大拇指指尖点按足部行间穴约3分钟，宜每天坚持，可起到宁心安神、缓解情绪的作用。

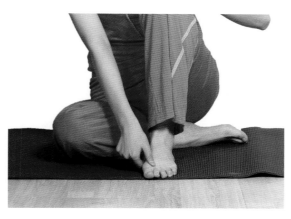

刮拭原理

　　刮拭背部及四肢有疏肝利胆，顺气和胃，健脾化湿的功效，能增强肝胆的疏泄功能，有效预防肝气郁结带来的各种疾病；刮拭胸腹部，可宽胸降气，宁志安神，从而有效地缓解气郁体质者的情志异常状态。

一用就灵小妙招

　　握手"颜"和：两手相握，置于胸前；吸气，指尖用力；呼气，双手紧握，同时双臂向两边拉；然后吐气，手臂慢慢放松。重复做此动作5~8次。此法能有效消除烦闷，平稳情绪。

　　干丝瓜络刷浴：用晒干的丝瓜络从手脚等肢端末梢开始，往心脏方向刷，除了脸部以外，全身皮肤都要刷到。可使全身的经络都能达到疏通的效果，全身通体舒畅能令情绪平和愉悦。尤其对于气郁体质之人多有裨益，刷完再去泡个热水澡效果更好。

温馨提示

1. 气郁体质者据个人身体状况差异，可采用不同的刮痧手法，时间也可长可短。
2. 出痧量的多少视个人身体状况而定。应注意，不宜出痧者应以刮拭部位有热感或毛孔微张为度。
3. 顺气刮痧的顺序一般是自上而下，先头部，其次背部、腰部、胸腹部，最后上下肢。每个部位一般刮 10 ～ 20 次即可。
4. 在进行刮痧保健时，局部皮肤会因不同程度的气滞状态，而出现鲜红、暗红、紫色甚至青紫色的痧，这属正常现象，一般 5 ～ 7 天即可消退。

痰湿体质

宣肺健脾，除湿化痰

痰湿体质亦称为迟冷质，多由饮食不当或疾病困扰而导致。这里的"痰"并非只指一般概念中的痰，而是指人体津液的异常积留，是病理性的产物。痰湿体质是目前比较常见的一种体质类型，当人体脏腑、阴阳失调，气血津液运化失调，易形成痰湿时，便可以认为这种体质状态为痰湿体质。

简易刮痧疗法

刮拭部位 背部、胸腹部、四肢

刮拭步骤

1 以面刮法和双角刮法自上而下分别刮拭背部肺脏和脾脏脊椎对应区。其中，重点刮拭背部两侧的肺俞穴、脾俞穴、三焦俞穴、肾俞穴以及膀胱俞穴。

2 以面刮法自上而下分别刮拭胸部两侧中府穴以及腹部上脘穴至下脘穴、石门穴至关元穴；以平刮法自内而外顺肋骨走向刮拭左胁肋部脾脏体表投影区。

3 以疏理经气法自上而下由列缺穴至太渊穴刮拭上肢肺经；以面刮法依次刮拭下肢阴陵泉穴、足三里穴、丰隆穴、三阴交穴以及足部公孙穴。

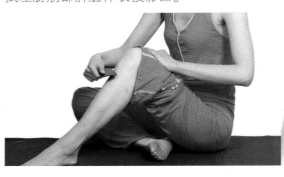

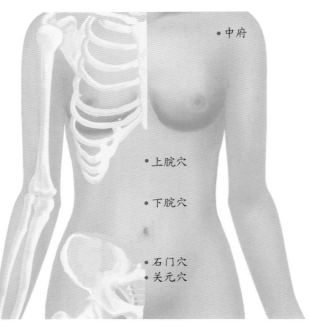

- 中府
- 上脘穴
- 下脘穴
- 石门穴
- 关元穴

辅助按摩保健法

按摩部位 膻中穴、丰隆穴、承山穴
按摩方法

1 手掌心向胸部，以劳宫穴对准膻中穴，吸气时顺时针揉按，呼气时逆时针揉按，一吸一呼为一圈，即为一次，每天至少做8次，至多不超过64次，可依个人身体状况酌情增减。膻中穴为气之汇穴，按摩此处能顺气宽胸，对祛除痰湿，改善痰湿体质有很好的辅助作用。

2 每天按压丰隆穴和承山穴各1～3分钟，便能奏效。丰隆被古今医学家公认为治痰之要穴，按揉此穴可健脾和胃化痰，能祛有形和无形之痰。承山穴是祛除人体湿气的最好的穴位。按揉承山穴能通过振奋太阳膀胱经的阳气，排出人体湿气。按揉承山穴还有减肥之功。

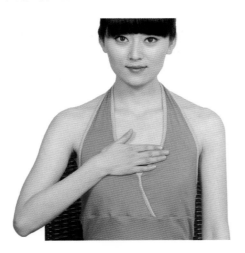

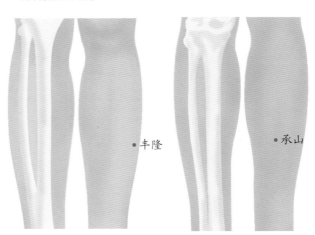

•丰隆　　•承山

刮拭原理

刮拭背部肺俞穴、脾俞穴、三焦俞穴、肾俞穴以及膀胱俞穴，可起到宣肺健脾、除湿化痰的效果；刮拭胸腹部及四肢上的穴位，可以促进机体气血的流通，从而使机体气血正常运行。

温馨提示

1. 痰湿体质者不宜出痧，因此，刮拭过程中不可强求出痧或刮拭时间过长，必要时可采用拔罐排出体内湿气的方法。
2. 出痧量以刮拭部位有热感或毛孔微张为度。

血瘀体质

疏通经络，活血化瘀

血瘀体质的主要症状是血行迟缓不畅，周身疼痛，大多是因为情绪意志长期抑郁，或久居寒冷地区，以及脏腑功能失调，在血瘀体质人群中，以身体较瘦的人为主。

简易刮痧疗法

刮拭部位 背部、胸部、四肢

刮拭步骤

1 以面刮法和双角刮法自上而下分别刮拭背部心脏及肝脏的脊椎对应区。其中，重点刮拭大椎穴、背部两侧天宗穴、心俞穴、膈俞穴、肝俞穴以及胆俞穴。

2 以单角刮法自上而下由膻中穴刮至中庭穴；以平刮法自内而外顺着肋骨走向分别刮拭左胁肋部心脏体表投影区及右胁肋部肝胆体表投影区。

3 以拍打法定期拍打肘窝的尺泽穴、曲池穴、少海穴；以及膝窝的委中穴、委阳穴、阴谷穴，一般以3～6个月一次为宜。

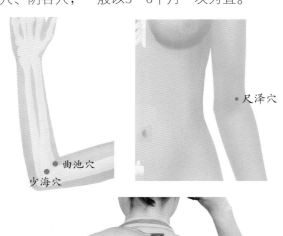

尺泽穴
曲池穴
少海穴

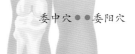

委中穴 · 委阳穴

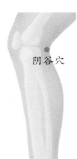

阴谷穴

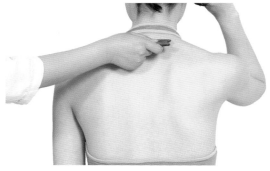

辅助按摩保健法

按摩部位　头部、面部、脚部

按摩方法

1 中医指出，血液最容易在头部、四肢这些远离心脏的位置堆积，因此每天对头部、面部及脚部进行按摩，就可以起到消散瘀血的效果。

2 按摩三阴交穴。这是最简单的活血化瘀法。三阴交是足太阴脾经的穴位，用拇指或者中指指端来按揉，每次按揉1～3分钟。健康人常按摩三阴交穴可改善血瘀体质，打通瘀阻，慢慢地会让整个人都变得精神起来。此外，几乎所有的妇科疾病，如痛经、月经不调、崩漏、带下等，都可以来按摩三阴交穴来进行辅助治疗。

3 从事脑力劳动的人，以静息为主的生活方式容易形成血瘀体质，是高血压症的高发人群。经常按摩足三里、关元，可疏通体内瘀血。可每天用大拇指或中指按压足三里穴，每次按压5～10分钟，注意每次按压要使足三里穴有针刺一样的酸胀、发热的感觉。

刮拭原理

刮拭背部的大椎穴、天宗穴、心俞穴、膈俞穴以及胆俞穴，可起到疏通经络的作用；刮拭胸部及四肢，则可起到活血化瘀的功效。

一用就灵小妙招

中医指出，丹七片是宽胸理气、活血化瘀的上选药物。此外，还可以食用生三七粉，每次0.5克，每天1～2次，放入开水中冲服即可。只要科学适量服用，就可以迅速起到活血化瘀的功效。

长期久坐，动起来：运动是活血化瘀最廉价的方法。血瘀体质的人想要健康就要多参加有益于心脏血脉的运动，促进气血运行，比如太极拳、太极剑、舞蹈、散步、八段锦、内养操等，总之就是要让全身各部都能活动，以助气血运行为原则。

最好坚持"快步走"运动，"快步走"时所吸入的氧气，是人体安静状态下的8倍，能大大改善"血瘀"状态。

温馨提示

1. 血瘀体质者需注意，如果每次刮痧都出现强烈疼痛感且刮拭部位皮肤呈紫红或暗青色时，应及时到医院就诊，做进一步检查。

2. 血瘀体质之人在精神调养上，要注意培养乐观的情绪。精神愉快则气血和畅，血液流通，有利于血瘀体质的改善。

气虚体质

健脾益气，增强体质

气虚是指体内元气虚损，气虚亏损或由先天禀赋不足，或因后天饮食失养引起。气虚体质者常表现为身体乏力、语声低微、精力不足、易出虚汗等症状。

中医认为，脾胃为气血生化之源，脾气虚则五脏之气皆虚，而五脏气虚也会导致脾气虚。五脏虚则必然导致人体脏腑功能降低，采用刮痧疗法有健脾益气之功效，可改善气虚体质者的元气亏损现象。

简易刮痧疗法

刮拭部位 背部、胸部、四肢

刮拭步骤

1 以面刮法自上而下刮拭背部膀胱经两侧肺俞穴、脾俞穴、胃俞穴、肾俞穴以及志室穴。

2 以单角刮法自上而下刮拭膻中穴和中庭穴；以平刮法自内而外顺着肋骨走向左侧胁肋部脾脏体表投影区。

3 以面刮法自上而下分别刮拭上肢列缺穴、太渊穴以及内关穴；同样以面刮法依次刮拭下肢的足三里穴和阴陵泉穴。

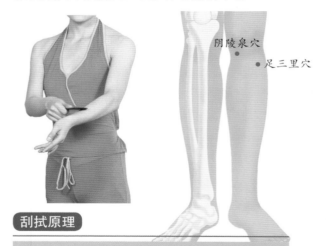

阴陵泉穴
足三里穴

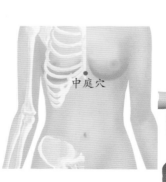

中庭穴

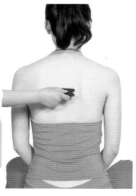

刮拭原理

刮拭背部可肃降肺气、和胃健脾、益肾纳气，能平衡阴阳，并有效地调节脏腑功能；刮拭四肢有升降气机、宣肺散邪之功效；刮拭胸部可宽胸理气，增强脾脏的运化功能，从而改善气虚体质者的体质状况。

PART
5

单穴刮痧
激活人体自带的灵丹妙药

　　穴位是经络上的"门户"，更是中医诊断病情的重要参考依据。经过刮拭皮肤使经络和穴位都受到循经走穴的刺激，就能激发人体内的细胞活化，血液循环畅通，免疫功能增强。

膻中穴

增强抵抗力

在相同的环境中，抵抗力差的，最容易受到病原侵害，复原也慢。所以，提高抵抗力非常重要。膻中穴与人体的抵抗力有着非常密切的关系。

膻中穴是任脉的主要穴位。常点按膻中穴可反向刺激胸骨后的胸腺，使之分泌激素，调整体内激素平衡，提高人体免疫力，增强抵抗力，恢复青春活力。所以，为了保健强身，我们平时可以刮一刮膻中穴。

简易刮痧疗法

刮拭穴位 膻中穴

刮拭步骤

用单角刮法从上向下刮拭膻中穴。不涂刮痧油，隔衣刮拭，每次5～10下，每日1～2次。也可以每隔7～10日用涂刮痧油法刮拭1次。

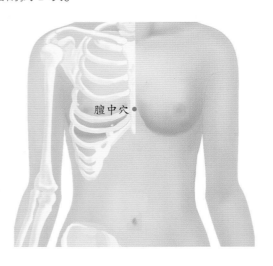

膻中穴

取穴原理

膻中穴是任脉的穴位。任脉主管着人体的生殖功能。膻中穴具有宽胸理气、活血通络、清肺止喘等作用。经常刮拭膻中穴，可以益气扶正，激活胸腺，提高抵抗力，预防感冒，促进各脏腑功能。

刺激膻中穴可以通行任脉气血，从而刺激乳络而催乳。从现代医学角度上讲，这种对人体生殖功能的调节作用，对调节性激素的平衡，能促进性激素释放，刺激乳腺的发育，达到丰胸，缓解经前胸胀、乳痛及乳腺增生症状。

温馨提示

胸部为心、肺之所在，刮拭膻中穴用力过重会对心肺功能造成影响和损害，所以严重心、肺疾病患者不宜采用此种方法。

刮痧应用

刮痧减肥

胸腹部主要刮膻中、中脘、关元穴。刮痧由上而下。背邪主要刮肾俞穴。小腿部主要刮三阴交、丰隆穴。

舒胸理气，消除憋闷

当人生气的时候，常会产生胸部闷胀、喘不过气的感觉。这时如果"捶胸顿足"，通过捶打膻中穴，就能使心胸中被阻塞的气顺畅地流通起来，使憋闷的感觉得到缓解。不过，膻中穴位置特殊，临近心脏，不可暴力捶打。

催乳

取膺窗、膻中、乳根及食窦穴，每个穴位朝乳头方向以刮痧板轻刮7下，穴位可不分顺序刮拭，刮完后再各刮七下即可。在刮痧后，能舒缓胀痛及增加乳汁分泌。刮痧力度以产妇不痛即可，勿用力重刮，以免造成瘀青疼痛。

减肥

在需要的部位涂抹适量油。先刮背部肾俞，然后刮胸部膻中，再刮腹部中脘上下、脐周、天枢、关元，刮下肢内侧三阴交，最后刮足三里至丰隆。由上至下，至皮肤发红、皮下紫色痧斑痧痕形成为止。

辅助按摩保健法

按摩部位 手部、下肢部、脸部

按摩方法

1 双手合掌，使两手的"大鱼际"贴合后对搓，以搓得双手发热为度。亦可一手固定不动，另一手对其搓动。再两手上下交替互擦1~2分钟，到手掌发热为度。在做此动作的同时，还相当于摩擦、按揉了大鱼际，刺激、调整了肺经，有利于加强宽胸理气的效果，缓解胸闷、气短等症状。

2 按摩者站住侧面，以指摩法作用于膻中穴。施用本法时力量宜轻，速度宜快。本手法可以加强开胸顺气的作用，除治疗胸闷外，还可治疗心悸、咳嗽等。

一用就灵小妙招

1.慢跑。慢跑是最简单的健身锻炼方法，时间一般在30分钟左右，速度以每分钟150米为宜。

2.晚餐后散步。每天运动30至40分钟，每周5天，持续12周后，免疫细胞数目会增加，抵抗力也相对增强。运动只要心跳加速即可，不可太过激烈或超过1小时。

3.开怀大笑。笑可以减少压力荷尔蒙。另外，研究指出，笑使干扰素明显增加，刺激免疫功能，免疫细胞会因此变得更活跃。如果笑不出，可以看喜剧片或可笑的动画。

关元穴

补肾固精

传统中医理论认为，肾为先天之本，主藏精，只宜固秘，不宜耗泻。体力过劳、精力不足、恣情纵欲，都可导致肾精亏损，肾气不足，封藏失职，而出现遗精、早泄。对此，除不断进行身心调节，解除精神紧张，消除恐惧心理之外，还可以通过刮痧的方法治疗。

在人体穴位之中，位于下腹部的关元穴，为男子藏精之处，刮拭这个穴位，有利于补肾固精，强健男性功能。

简易刮痧疗法

刮拭穴位 关元穴

刮拭步骤

用面刮法从上向下刮拭，不涂刮痧油，隔衣刮拭，每次5～10下，每日1～2次。也可以每隔7～10日用涂刮痧油法刮拭1次。

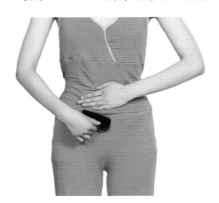

刮痧应用

1. 脾胃虚寒型胃痛：用补法先刮背部脾俞至胃俞，再刮腹部中脘、章门、关元至气海，然后刮前臂内关，最后刮足部公孙。

2. 早泄：用泻法先刮背部肾俞至膀胱俞，再分别刮拭背部命门穴和志室穴（重刮），之后刮拭腹部关元至中极穴（不宜重刮），然后下肢内侧三阴交穴（重刮），最后用刮痧板角部重刮足部太溪。

3. 气血亏虚型斑秃。先刮颈部大椎、背部大杼，然后刮背部俞穴，再刮腹部关元至气海，最后刮下肢足三里。

4. 遗尿。以补法先刮背部肾俞至膀胱俞，再刮腹部关元至中极，然后刮前臂神门，最后刮下肢三阴交。

取穴原理

关元穴具有培元固本、补益下焦之功，凡元气亏损均可使用。经常刮拭关元穴，既可补肾固精，又可清利湿热，闭藏一身之阴精，有利于脑血管、脑神经和泌尿生殖器官健康，预防性机能减退，延缓衰老。

辅助按摩保健法

按摩部位 **腰部**

按摩方法

1 两手掌对搓至手心热后，分别放至腰部，手掌贴向皮肤，上下按摩腰部，至有热感为止。可早晚各1遍，每遍约200次。

2 将手搓热后，用右手中间3指在丹田处旋转按摩50~60次。

辅助按摩保健法

1. 按压关元回春法：此法可女方自己做，也可由丈夫操作。用食指、中指、无名指的指腹面，用力均匀地按压以关元穴为中心的下腹部，不仅能使松弛的腹肌恢复弹性，光泽柔软，重现青春魅力，而且可以治疗女性性欲减退、性欲淡漠、无性感、痛经等多种疾病。按压关元穴时应排空小便，以早晨起床后10分钟，晚上临睡前半个小时进行锻炼，效果最佳。

2. 一味蛋清擦关元：鸡蛋1枚，打碎取蛋清，用棉花浸蘸鸡蛋清，顺时针方向擦关元穴，如擦至显示出数条如发的乌丝，即可达到预防麻疹的效果。调养丹田之气，预防麻疹。

辅助饮食保健法

1.鲜虾烩韭菜

取鲜虾250克、鲜嫩韭菜100克，植物油、黄酒、酱油、生姜丝、醋各适量。先将鲜虾洗净，去壳取虾仁；韭菜拣好洗净，切成3厘米长的小段；炒锅置火上，放油烧热，先煸炒虾仁，加入黄酒、酱油、醋、生姜丝等，稍烹后盛出备用；再将韭菜用植物油煸炒至嫩熟为度，烩入虾仁，炒匀起锅即可。这道菜虾白韭绿，鲜嫩爽口，补肾壮阳。

2.枸杞猪腰粥

将枸杞子10克、猪肾一个（去内膜，切碎）、粳米100克，葱、姜、盐各适量，共煮成粥。经常食用，具有益肾阴、补肾阳、固精强腰的作用，适用于肾虚劳损、阴阳俱亏所致的腰脊疼痛、腰膝酸软、腿足萎弱、头晕耳鸣等。

一用就灵小妙招

适度晒太阳，可以补充体内阳气。这是最自然的壮阳方法，太阳在中医里，象征了阳气的来源。现代科学研究证实，晒太阳能补充维生素D，而维生素D与男性功能有关。因此对于当今整天坐在办公室和汽车里的男士们来说，日光浴是非常必要的。

温馨提示

腹部刮痧用力要均衡柔和，过重会让患者感觉不适。

内关穴

养心安神

很多人会出现心神不安的现象，如心情烦躁、精神恍惚、心悸易惊、头晕眼花、健忘失眠等。中医指出，引起心神不安的主要原因是阴虚。所谓阴虚，是指精血或津液亏损的病理现象。

鉴于此，若想缓解心神不安症状，就需通过缓解阴虚体质来进行治疗。中医临床实践表明，经常刮拭心包经上的内关穴，就可以养心安神，消除心神不安的症状。

简易刮痧疗法：

刮拭穴位 内关穴

刮拭步骤

用面刮法或平面按揉法刮拭均可，不涂刮痧油，每次5～10下，每日1～2次。也可以每隔7～10日用刮痧油法刮拭1次。

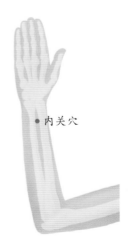
•内关穴

刮痧应用

焦虑症

重刮大椎、天柱至膏肓、神堂、中脘、行间至太冲3分钟左右，中等强度的焦虑症刮拭内关、神门、三阴交3～5分钟，心脾亏损加刮心俞、脾俞，心肾不交加刮心俞、肾俞、太溪，脾胃不和加刮中脘、足三里，肝火上炎加刮行间至太冲。

孕期脾胃虚弱导致的恶心、剧烈呕吐

以补法先刮腹部中脘，然后刮前臂内关

取穴原理

内关穴是心包经别出体表沿肩、臂走向指端的一支上的经穴，所以刮拭内关穴可以治疗手臂内侧的疾病，如手心热、肘臂痛等。另外，由于内关穴是心包经的络穴，而心包与心一体相通，心主血脉，又主神明，所以经常刮拭此穴可强壮心脏功能，养心安神，预防心悸、胸闷、气短，延缓心脏衰老。

再刮足部公孙，最后刮下肢外侧足三里。

慢性咽喉炎

刮拭天突、膻中、内关、天柱、身柱、膈俞、肝俞穴，每日刮拭 1 次。

辅助按摩保健法

【按摩部位】胸部

【按摩方法】

1 用右手拇指放在左侧胸大肌外侧，其余四指放在腋窝内，提捏20次。左手在右侧腋窝内做同样操作。

2 用梳子或用手刺激按摩百会、内关、太冲3个穴道，有预防眩晕效果。

3 强力按压内关穴，可以缓解突发的心跳过速、心绞痛。

4 每天定时用大拇指或中指分别按压足三里、合谷、内关穴1次，每穴每次按压5分钟，每分钟按压15～20次。对全身的神经、肌肉、组织、器官可起到显著的兴奋作用。

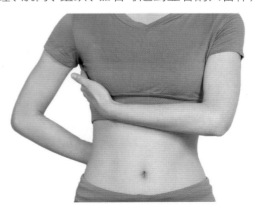

辅助饮食保健法

小米粥

小米洗净放入锅中，加水煮成粥即可，也可以加一些豆类，可以营养互补。看似普通的小米粥，食用后可以养心安神，镇静安眠，被誉为民间的第一养生佳品。

猪心西洋菜羹

猪心 150 克，西洋菜 100 克。葱末 10 克，料酒 8 克，盐 3 克，鸡精 1 克，水淀粉适量。猪心去净筋膜，洗净，放入沸水中焯烫去血水，捞出，切碎；西洋菜择洗干净，切末。锅置火上，放油烧至七成热，炒香葱末，加猪心翻炒均匀，淋入料酒和适量清水大火烧开，转小火煮至猪心熟透，下入西洋菜煮至断生，加盐和鸡精调味，用水淀粉勾芡即可。可安神定惊、养心补血。

一用就灵小妙招

用拇指和食指用力按捏对侧中指指尖20次，左右交替。中指尖对应头部，通过对大脑反射区的按摩，来调节、改善和修复大脑皮层，起到养心安神的作用。

温馨提示

刮拭内关穴需注意用力应均匀柔和，不可大力憋气操作，以免诱发心绞痛。

合谷穴

养颜美容

利用刮痧刺激穴位和经络的美容方法既简单有效又不浪费金钱，合谷穴就是一个能够促进脸部美容的大穴，刺激合谷穴，能够调理脸部肌肤，解决脸部青春痘、眼袋、肤质粗糙等诸多问题，对改善气色有着意想不到的神奇效果。

简易刮痧疗法：

刮拭穴位 合谷穴

刮拭步骤

用单角刮法或平面按揉法刮拭。每次5～10下，每天1～2次。

刮痧应用

网球肘

取阿是穴、曲池、手三里、合谷穴，在涂抹油之后，进行刮痧治疗，阿是穴的刮痧

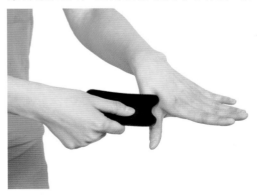

用力要求持续均匀，透筋着骨，但应以病人能耐受为度。刮出片状或不规则斑点状紫红色痧点，需刮至痧点出透。最后选取阿是穴予以放痧治疗，每日1次。

风疹

用平补平泻法，先刮头部、百会、头维、风池、风府、阿是穴，再刮背部肝俞、肾俞，再刮手部合谷穴至微现痧痕为度。每日刮拭1次或隔日1次。

偏头痛

刮风池，点揉翳风、头维、率谷、太阳，

取穴原理

合谷为大肠经原穴，属阳主表，有取清走衰、宣泄气中之热、升清降浊、疏风散表、宣通气血之功。又由于大肠经从手走头，凡是颜面上的问题和疾病，刺激合谷穴都有疗效。所以经常刺激合谷穴，可以改善脸部血液循环，拥有健康好气色。

再刮合谷、列缺，然后刮阳陵泉、丰隆、血海、足三里、足临泣，每穴 3～5 分钟，按同一方向刮至皮肤出现痧痕为度。

面瘫

先刮头部两侧翳风至风池，再刮颊车至地仓，然后刮手背合谷穴，最后重刮太冲穴。

辅助按摩保健法

按摩部位　**手部、面部**
按摩方法

按揉合谷穴约 5 分钟；将食指放于四白穴上，向两旁分别推至太阳穴，重复约 20 次；由脸部内侧向外，以无名指和中指指腹向两旁轻轻推去，每一个地方都要按摩到，来回约 10 次。

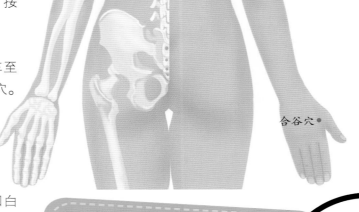

合谷穴

温馨提示

1. 皮肤薄嫩者，应涂少量刮痧油或美容刮痧乳。
2. 体质较差的病人，不宜给予合谷穴较强的刺激。
3. 孕妇一般都不要按摩合谷穴。

一用就灵小妙招

1. 用毛巾热敷脸部肌肤，可以促使毛细孔张开，增加血液循环，让肌肤有弹性，肤色白里透红，肤质也会变得更光滑细腻。

2. 用绿豆粉加水洗脸，可保持脸部细润，也有美白、淡化斑点的效用。

3. 以蛋黄、蜂蜜、杏仁油、维生素 E 油混合成糊状，敷在脸上 15 分钟，等收干后用水清洗干净即可滋养皮肤。

4. 民间传统药膳"四物汤"，女生经期后食用，可以使气血通顺、脸色红润、肌肤光滑。不过如果你有月经血色较淡、脸色苍白或萎黄、容易疲倦、头晕、心悸等症状才适合。如果你是胃肠虚弱、容易腹泻，或是服用后感觉口干舌燥、烦躁不安、失眠的人，就可能不太适合，最好请教中医替你调配出最合适的剂量。

章门穴

滋补五脏

衰老是自然规律，谁都不可逆转。衰老除了先天遗传和后天养生等因素外，人体本身的健康状况，也是影响面部气色的重要因素。一个看起来更为衰老的人，往往是五脏功能长期失调的人。

因此，要想养颜美容，首先应增强五脏的生理功能，这样才能使容颜靓丽，青春不衰。在人体胸下缘，有一个章门穴，医学实践表明它对于五脏有很好的滋补作用。

简易刮痧疗法

刮拭穴位 章门穴

刮拭步骤

用面刮法从上向下刮拭，每次5～10下，每日1～2次。不涂刮痧油，隔衣刮拭。也可以每隔7～10日用刮痧油法刮拭1次。

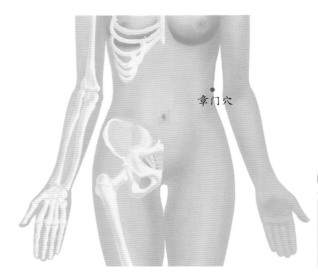

章门穴

刮痧应用

疏通肝经

经常用刮痧板刮拭身体的两肋部，从期门、章门开始，经过腹部两侧，从腿部内侧一直刮到脚背太冲、行间、大敦。这样刮拭整个肋部的肝经，有利于保持肝经的通畅，促进气血的正常循环。

调理脾脏

先刮后背脾腧穴，从上到下来回刮拭。女性可双手握持刮痧板，不要太用力。再从里向外刮章门穴，被刮者将腹部稍微隆起，刮拭的力度要比刮拭脾俞穴轻些，被刮者有酸胀感即可。最后刮血海、阴陵泉和三阴交。刮血海穴有助于调理气血，刮三阴交穴有助

取穴原理

章门穴可以疏肝健脾，强壮五脏，助脾运化，促进五脏贮藏精气，经常刮拭可以预防五脏疾患，促进五脏疾患康复。

于健脾美容，脾虚时，体内水代谢不畅，刮阴陵泉穴，有助于体内水代谢。

改善抑郁

以补法一次刮拭心俞至脾俞，再刮章门，然后刮神门至内关。刮拭神门、心俞，有助于益心气而宁心神；刮拭脾俞与章门可补益后天之气而安定心神；刮拭内关可镇静安神。

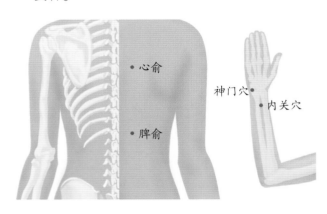

辅助按摩保健法

按摩部位 **头面部**

按摩方法

其方法是双手洗净，摩热，将双手掌面置于鼻子两侧，上下推擦至热。

辅助饮食保健法

五色豆粥

将绿豆、蚕豆、红豆、黑豆分别淘洗干净，用清水浸泡；再将大米淘洗干净；1 片陈皮浸洗刮净。取锅放入清水，煮沸以后加入绿豆、红豆、蚕豆、黑豆豆、大米及陈皮，用小火慢慢熬煮至粥成即可。

乌鸡山药汤

净乌鸡 1 只，山药 150 克，枸杞子、红枣少许。葱段、料酒、姜片、盐各适量。净乌鸡洗净，放入沸水中焯烫一下；山药去皮洗净，切块；枸杞子、红枣洗净。锅置火上，倒油烧至七成热，炒香葱段、姜片，放入乌鸡、料酒、红枣和没过锅中食材的清水，大火烧开后转小火煮至乌鸡八成熟，下入山药煮至熟软，加枸杞子略煮，用盐调味即可。

温馨提示

腹部刮痧用力要均衡柔和，过重会让患者感觉不适。点揉穴位时稍用力即可。

一用就灵小妙招

难受时、委屈时、压抑时就哭出来吧。研究表明，眼泪同汗液和尿液一样，含有对身体有害的毒素。所以流泪是一种主动为五脏排毒的方式。

三阴交穴

养肝健脾补肾

中医理论认为，肾藏精，为先天之本；脾统血，为后天之本；肝藏血，精血同源。由此看来，人的健康状况，与肾、脾、肝这三者密切相关，尤其是女性的妇科疾病。因此做好肝、脾、肾的保健工作，是非常重要的。

人体穴位当中，小腿内侧的三阴交穴，兼具养肝、健脾、补肾三种功效。历代医学研究表明，如果每天刺激三阴交穴，坚持一段时间之后就可以发现身体状况改善了，很多慢性病也得到了很好的康复。

简易刮痧疗法

刮拭穴位 三阴交穴

刮拭步骤

用面刮法从上向下刮拭，或用平面按揉法刮拭，不涂刮痧油，隔衣刮拭，每次5~10下，每日1~2次。

取穴原理

三阴交穴通达肾、脾、肝三经，经常刮拭三阴交穴，有调和脾胃，促进消化，补益肝肾，增强性功能，预防消化系统和泌尿、生殖器官病症的作用。

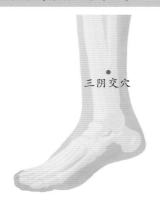

三阴交穴

刮痧应用

滋阴补精血

常刮三阴交，可调补肝、脾、肾三经的气血，三经气血调和，则先天之精旺盛，后天气血充足，达到调补精血的目的。

月经先期

以泻法先刮胁部期门，刮拭胸部两侧，由第六肋间从正中线由内向外刮，先左后右，用刮痧板整个边缘由内向外沿肋骨走向刮拭。再刮下肢内侧血海经地机穴至三阴交，然后用刮痧板角部刮足背部行间至出痧。注意，遇关节部位不可强力重刮，由上至下，中间不宜停顿，一次刮完，至皮肤发红、皮下紫色痧斑痧痕形成为止。最后重刮足背部行间。这种刮痧法对血热上扰造成的月经先期调理效果显著。

皮肤干燥、暗黄、有皱纹

多由血虚引起，调理宜健脾而调补气血。用手指或刮痧板的角按压具有补脾作用的足三里和三阴交穴10～15分钟，很有效果。如果再辅以理气活血的太冲穴、补肾的太溪穴，可以让脸上更光泽照人。

雀斑

用面刮法从上向下刮拭背部膀胱经肺俞穴、肝俞穴、肾俞区，下肢胃经足三里穴，脾经三阴交穴。可改善血液循环而达到疏通经络、活血化瘀的目的。

辅助按摩保健法

按摩部位 腹部、腰部

按摩方法

1 先用右手掌快速搓揉左脚心，然后用左手掌快速搓揉右脚心，搓到有热感为佳。每天早晚搓揉100下。接着搓揉各脚趾100余下。

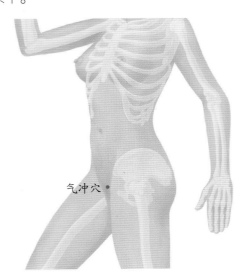

气冲穴

2 先按揉气冲穴，后按揉动脉，一松一按，交替进行，一直按揉到腿脚有热气下流的感觉为佳。

3 按揉、拍打肾俞穴（两边腰眼），稍用力各拍打100余下。

4 分时点按压和刮拭三阴交，具有不同的功效。如每天11时按揉三阴交各20分钟，对改善各种皮疹大有裨益；11～13时按揉三阴交，对血压具有双向调节作用；17～19时按压和刮痧，具有滋阴补血、促进子宫和卵巢血液畅通的作用；21时左右按压和刮痧，具有收紧脸部肌肤、防止双下巴的作用；21～23时按压，具有调经、祛斑、祛痘的美容功效。

一用就灵小妙招

用杭白菊泡茶喝，具有养肝明目、清心补肾、健脾和胃、润喉生津以及调整血脂等功效。

温馨提示
孕妇的三阴交穴不能受到强烈刺激，最好不要进行刮痧。

足三里穴

延缓衰老

衰老就是人体器官随着使用越来越久而产生的功能衰退的现象。器官的衰老不是到了老年才发生的，它有个过程。如果在这个过程中，注意维护身体内部各器官的机能，那么虽不能青春永驻，也能延缓身心衰老的速度。

在我们的膝盖下面有一个调肠胃、抗衰老的穴位——足三里穴，它有理脾胃、调气血、补虚损的作用，经常刮拭此穴，可以防治各种常见的老年病，延缓衰老的降临。

简易刮痧疗法

刮拭穴位 足三里穴

刮拭步骤

用面刮法从上向下刮拭，或用平面按揉法刮拭，不涂刮痧油，隔衣刮拭，每次5～10下，每日1～2次。也可以每隔7～10日用刮痧油法刮拭1次。

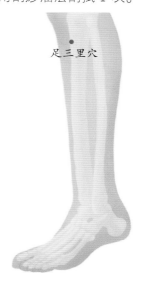

足三里穴

刮痧应用

止胃痛

用砭石刮痧板，用点刮法和压刮法，点刮足三里按顺时针、逆时针方向各点压60圈，再从双腿足三里穴自上而下刮压，至局部皮肤有热感为度。每天刮痧2～3次，连续刮压2～3天，可大大减轻因受寒或饮食所伤导致的胃痛症状，直至消失。这里教你

取穴原理

中医药认为胃属土，足三里又为土穴，故土中之真土，后天精华之根，为疏导胃气之枢机。全身气血不和或阳气虚衰引起的病症，尤其是胃经气血不和，刺激足三里都能够进行调整，可以治疗胃痛、呕吐、腹胀、肠鸣、泻泄、便秘等胃肠道消化不良的病症。现代医学研究也证实，经常按摩足三里，对消化系统、神经系统、循环系统、内分泌系统都具有改善作用。

一个小技巧，足三里的"三里"，是指理上、理中、理下，如胃痛在上腹部，就要"理上"，刮痧时要往上方使劲；腹部正中出现不适，往内刮就行了；小腹上的病痛，就往下方使劲，这叫"理下"。

改善高脂血症：以面刮法刮拭上肢腕部的郄门穴至内关穴，肘部的曲池穴，下肢的血海穴，再以平面按揉法按揉足三里穴、公孙穴、丰隆穴。

辅助按摩保健法

按摩部位　腿部

按摩方法

1 以双手掌紧夹一侧小腿肚，边转动边搓揉，每侧揉动20次左右，然后以同法揉动另一条腿。此法能增强腿力。

2 正身端坐，小腿略向前伸，使腿与凳保持120°，将拇指指端按放足三里穴处，

一用就灵小妙招

1. 可利用泡脚、泡澡来促进体内的血液循环，让你气色好，还可消除疲劳，减缓衰老。
2. 多吃醋泡食物，比如醋泡花生米、醋泡香菇、醋泡黄豆、醋泡海带等。医学发现，醋浸泡的食物有防治疾病的作用，特别是对防治高血压、冠心病、糖尿病、肥胖症、感冒、干咳及延缓衰老有特殊作用。

发力集中于指端，尽力按压，然后推拨该处筋肉，连做7次，两侧交替进行。

3 端坐凳上，四指屈曲，按放在小腿外侧，将拇指指端按放在足三里穴处，做点按活动，一按一松，连做36次，两侧交替进行。

以上三种按摩法可交替运用，也可以单独运用，持之以恒，可预防脑血管意外的发生，保持良好的消化和吸收功能。由于足三里处肌肉较丰满，手力小的有时难以达到得气的效果，这时也可借助一些辅助器械或别人帮助按摩。

温馨提示

1. 皮肤如有感染、破溃、痣瘤等，刮拭时应避开。
2. 严重的静脉曲张处禁刮。
3. 进行足三里穴的刮痧按摩时，可采取坐姿，可以隔着袜子和衬裤，但是直接在皮肤上施行时，一定要先洗净足部。
4. 足三里的刮痧按摩时的力度要适当，慢慢按压、缓缓抬起，流畅而有节奏，忌忽快忽慢、忽轻忽重。
5. 刮痧按摩一般先左脚，后右脚，按足底→足内侧→足外侧→足背的顺序进行。一般先按左足心脏反射区，手法由轻渐重，如用轻手法受术者已感到疼痛而不能忍受，提示其心脏可能有严重问题，应停止刮痧，以免出现问题。

阳陵泉穴

养筋骨，利肝胆

中医有"外伤阳陵泉"之说，也就是一切筋的毛病都可以找阳陵泉穴。因为阳陵泉有舒筋脉的作用，能够驱腿膝风邪，主治膝关节痛、坐骨神经痛等疾病。

阳陵泉是胆经的合穴，有清胆热，疏湿滞的作用，可以防治湿热内蕴而引起的肝胆湿热证。所以阳陵泉是一个很重要的穴道，通过对它进行刮痧，可以起到养筋骨、利肝胆的作用。

简易刮痧疗法

刮拭穴位 阳陵泉穴

刮拭步骤

用面刮法从上向下刮拭，或用平面按揉法刮拭，不涂刮痧油，隔衣刮拭，每次5~10下，每日1~2次。也可以每隔7~10日用刮痧油法刮拭1次。

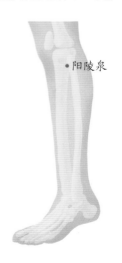

·阳陵泉

刮痧应用

改善腹胀

很多人饭后会腹胀，不知道是怎么回事。其实这是胆汁分泌不足发出的信号，而阳陵泉刮痧可以促进胆汁的分泌，缓解腹胀。方法是：用点按法从上到下刮，要有一定的力度，保持几秒钟。

风湿性关节炎

先刮委中，刮至皮肤出现痧痕为止，按此法依次刮拭承山穴、阳陵泉、阴陵泉、梁

取穴原理

阳陵泉位于膝下，是八会穴的筋会穴位，可以舒筋活络，治疗全身有关筋骨的病症，尤其对于下肢的麻痹、疼痛、水肿、膝关节屈伸不利等病症效果很好。阳陵泉又是胆经的下合穴，可以疏通肝胆经气血，并且能补益肝气。刺激阳陵泉可以缓解老年人普遍出现的气机不通、肝肾亏虚的问题。

丘穴、膝眼穴，最后足三里穴。刮痧后，退痧后方可再次刮痧。

偏头痛

用刮痧板角部先点揉头部翳风、头维、太阳穴，各 5 分钟，手法不宜过重。然后刮前臂合谷、列缺穴，重刮，再刮下肢阳陵泉至足三里，重刮，以出痧为度。最后重刮血海穴，出痧为度。每周刮拭 2 次。刮痧时可辅以按摩疗法，连续刮拭 6 周左右，疼痛可消除。

胁痛

用刮痧板整个边缘由内向外沿着肋骨走向，先刮期门穴，刮拭胸部两侧，再由第六肋间开始，从正中线由内向外刮，先左后右。再刮支沟穴，刮拭上肢外侧部，由上向下刮，经支沟穴重刮，可不出痧。然后重刮双侧阳陵泉、足三里。最后刮足部太冲，每个部位和穴位刮拭各 30 次，整个刮痧过程可不出痧。

辅助按摩保健法

按摩部位　腿部

按摩方法

取坐位，两手掌心紧按膝盖骨，先同时向内旋转按揉 20 次，然后再向外同法操作。

晨起洗漱前，或在办公室里，双脚跟并拢 180° 站立，将双腿并拢，努力向上直立就可能让阳陵泉迅速"活跃起来"。对于促进胆汁的分泌，加快燃烧脂肪很有效。

辅助饮食保健法

花生牛肉汤

将牛肉洗净切块；陈皮洗净泡软，刮去内瓤；红枣洗净，拍扁去核；花生洗净；把花生、红枣、陈皮、姜片和清水放进瓦煲，煮沸后放入牛肉再次烧开，转小火煲两个小时。倒入淡奶，下盐调味即可品尝。这道营养丰富的汤，具有补血养颜，滋养脾胃，益气补虚，强健筋骨的功效。

莲藕煲牛骨汤

莲藕 300 克，牛骨 250 克，红枣 5 枚，姜片 5 克，料酒 5 毫升，盐 2 克，鸡精 2 克。莲藕去皮，洗净，切块；牛骨拍裂，洗净；红枣洗净。瓦煲置火上，放姜片、料酒、莲藕、牛骨、红枣和 1200 毫升清水，大火煲沸后改小火煲 3 小时，加盐和鸡精调味即可。

> **一用就灵小妙招**
>
> 每天坚持"日行一万步"，使全身关节筋骨得到适度运动，气血流通，经络畅达，"利关节而养筋骨，畅神智而益五脏"，持之以恒就能强身健体，益寿延年。

> **温馨提示**
>
> 前一次刮痧部位的痧斑未退之前，不宜在原处再次刮试出痧。再次刮痧时间需间隔 3～6 天，以皮肤上痧退为标准。

涌泉穴

强身补肾

《黄帝内经》中说："肾出于涌泉，涌泉者足心也。"意思是说：肾经之气犹如源泉之水，来源于足下，涌出灌溉周身四肢各处。而足下这个肾气的源泉就是涌泉穴。

经常刮拭涌泉穴，可以使整个足底发热，畅通全身气血，达到补肾的目的。肾水充足，则可滋润五脏六腑，促进新陈代谢，滋阴降火，改善疲乏、无力、虚劳和神经衰弱等，达到强身的目的。

简易刮痧疗法：

刮拭穴位 涌泉穴

刮拭步骤

用面刮法或单角刮法刮拭，不涂刮痧油，每次5～10下，每日1～2次。也可以涂刮痧油或刮痧乳将涌泉穴和整个足底刮热。

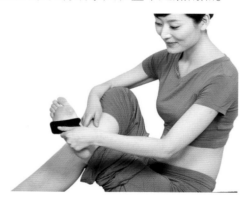

刮痧应用

高血压的刮痧疗法

可以刮膀胱经和肝俞、胆俞、肾俞以及三阴交、涌泉、太冲、劳宫穴，起到清热的作用，将气血向下导引。

晕刮时的急救用穴

对各类疾病进行刮痧时，若出现头晕、眼花、心慌、恶心或呕吐、脸色苍白等晕刮症状，应迅速让患者平卧，头部放低，采用刮掐百会、内关、涌泉等穴位以急救，可很快缓解晕刮症状。

取穴原理

人体穴位当中的涌泉穴是肾经经气最为旺盛之处，因此通过对涌泉穴进行刮痧，可以达到对肾、肾经很好的调整治疗作用。又由于足底部含有丰富的末梢神经网，以及毛细血管、毛细淋巴管等，刮拭涌泉穴可以加强它们之间的相互联系，有效地改善局部毛细血管、毛细淋巴管的通透性，和有节律的运动性，从而促进血液、淋巴液在体内的循环，调整整个人体的代谢过程，强健体魄。

PART 6

美容刮痧
美丽容颜，做精彩女人

　　美容刮痧能帮人们消除体内的毒素，净化人的内环境，恢复正常的气血运行，从而更好地清除死亡细胞和一切皮肤垃圾，医学上称为"疏通经络气血，改善微循环，增加细胞营养"。

刮痧美容，时尚新宠

这种既舒服又环保的美容疗法，不仅美容、祛斑，还能除痘、消皱纹。其实，美容刮痧走的还是传统的路线，这就是人体的经络。

根据传统中医的理论，经络掌管着人体的健康或生病，以至衰老和死亡的大权。因为经络是调节人体气血阴阳平衡，运送营养物质的网络系统。这个网络气血运行正常，人体就健康，哪里的网络气血运行出现了故障，人体就会出现轻重不同、种类各别的疾病。而人体外表的痘和皱纹，甚至面色也都由这个网络掌控。

美容刮痧能帮人们消除体内的毒素，净化人的内环境，恢复正常的气血运行，从而更好地清除死亡细胞和一切皮肤垃圾，医学上称为"疏通经络气血，改善微循环，增加细胞营养"。

面部刮痧美容

人体是一个内外相通，表里相应的有机整体。当身体某个部位发生变化时，会引起相应的全身性反应。面部皮肤完全暴露在外面，对人体起着抗外安内的作用。因此，把刮痧法运用到面部，在面部经络穴位进行良性刺激，尤其对面部色斑、痤疮、黑眼圈施以科学的手法，使皮肤的新陈代谢加快，皮肤中的细胞得到了充分的营养和氧气，加速细胞修复、更新，起到排毒养颜、舒缓皱纹、活血除疮、行气消斑、保健美肤的功效。

刮痧作为保健美容的手段之一，已经被用于润肤泽面、美白防皱、美齿艳唇、美发润发、清身香体。面部刮痧的适应证主要有：一般皮肤保养、黄褐斑、痤疮、皱纹、眼袋、黑眼圈、换肤后皮质变厚、变黑综合征等。

面部刮痧美容的补泻手法

面部刮痧的补与泻所产生的效果，决定于手法操作力量的轻重、速度的快慢、时间的长短、刮拭的方向的操作技巧。一般来说，顺经为补，逆经为泻。轻刺激，作用浅，操作速度慢，能活跃兴奋皮肤肌肉、细胞的手法，为补法，反之即为泻法。保持中等力度，不快不慢，节奏感强，平稳地帮助皮肤、肌肉、细胞、脏腑恢复更新，扶正祛邪为平补平泻法。

面部刮痧保健美肤，刮则不强求出痧，以刮拭面热耳热，稍有红线即可。轻弱力度适合于干性皮肤，敏感性、保养性质的皮肤；

中度力度适合治疗、保健性的以及常用穴位。

　　刮痧方向是根据肌肉、神经走向及经络穴位按顺次刮拭的。脸部、颈部由内向外，由上而下，经络穴位先通督脉、任脉、刮拭大椎穴，再做脸部穴位。

激血脉循行畅通，同时芳香精油的有效成分在刮拭的热效应下渗入皮肤，共奏排毒养颜、舒缓皱纹、美白润肤之效。面部精油刮痧用于皮肤干燥皱纹、松弛老化；身体精油刮痧用于皮肤粗糙缺水等。

中医面部刮痧主要穴位

　　迎香穴：鼻翼旁。通大肠经，调节因大肠功能失调引起的黄褐斑、痤疮、肥胖症问题。

　　四白穴：瞳孔直下凹陷处。通脾胃经，调节因脾胃功能失调引起的气血生化问题，表现为黄褐斑、痤疮。

　　地仓穴：瞳孔直下与口角交汇处。通脾胃经，调节因脾胃功能失调引起的气血生化问题，表现为口角皱纹、黄褐斑、痤疮。

　　丝空竹穴：眉梢凹陷处。通三焦经，调节因代谢功能不畅引起的内热问题，表现为眼部皱纹。

美容刮痧新时尚——芳香刮痧

　　面部刮痧和芳香疗法相结合是刮痧美容时下比较常见的方式。一方面，刮痧的时候需要精油介质。另一方面，通过刮痧能充分发挥精油的效果。

　　精油刮痧美容疗法，即以刮痧器具和香薰植物精油，沿人体特定经络穴位走向，刺

温馨提示

1. 面部刮痧前必须熟悉和掌握各种适应证和禁忌证。
2. 刮具应消毒，用1次必须消毒1次。
3. 饥饿时或饱食后半小时内不宜刮。
4. 对刮痧有恐惧感者不宜。
5. 换肤掉疤不足2月者忌刮。
6. 不能干刮，需用刮痧油配合，不能用过尖及锋利的器具。
7. 传染性皮肤病、疖肿、疤痕、溃烂皮损不能刮。
8. 面部刮痧4小时内不化妆，不热敷，1小时内不用冷水洗脸。

减肥

中医认为肥胖绝大多数是由经络被阻、气滞血淤造成的。气血运行不畅造成了我们身体的脏腑功能紊乱，饮食无法控制，体内的垃圾没有办法被运送出去，久而久之，痰湿蓄积，形成肥胖病。

刮痧可以打通经脉，促进排除毒素，预防和治疗肥胖症。另外，坚持对肥胖的局部进行刮痧，对各种原因的局部肥胖均有减肥效果。

简易刮痧疗法

刮拭穴位 膻中、中脘上下部位、脐周、天枢、关元、肾俞、三阴交、丰隆、足三里

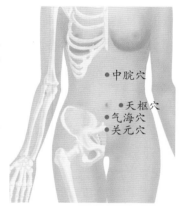
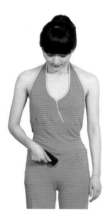

●中脘穴
●天枢穴
●气海穴
●关元穴

刮拭步骤

用补泻兼施的方法先刮背部肾俞，然后刮胸部膻中，再刮腹部中脘上下、脐周、天枢、关元，刮下肢内侧三阴交，最后刮足三里至丰隆。

刮拭原理

体内的水湿运化过程是肺、脾、肾三脏共同参与完成的，刮拭背部膀胱经的有关俞穴可补肾益气；膻中穴具有理气化痰的作用；中脘、关元、脐周为局部取穴，健脾除湿，荡滞肠腑；三阴交、足三里健脾除湿；丰隆祛痰除湿。因此刮拭这些穴位可以健脾益肾，宣肺化痰，益气活血，促进新陈代谢，调整内分泌功能，消除体内多余的水湿和脂肪，达到减肥效果。

刮痧可使皮脂分泌通畅，加快基础代谢率，从而促进脂肪代谢，产热增加，使积存的脂肪消耗，进而调整、完善、修复人体自身平衡，不仅能取得整体减肥的效果，而且能消除局部脂肪达到局部减肥。

辅助按摩保健法

`按摩部位` 胸部、腹部、腰背部、臀部

`按摩方法`

1 右手掌从心口窝开始摸，经左肋下，向下到小腹，向上经右肋下回摸到原处。如此环摸36圈；然后以左手掌从心口窝以同样的手法向相反方向环摸36圈。

2 仰躺或坐着，用拇指尖分别按在上脘、中脘、双天枢（即脐旁2寸，左右各一穴）、气海等各络穴上，感觉到酸疼后，拇指尖在各穴位上揉转10圈。

3 取俯卧位，按摩者两手掌置于臀部最高处，然后向四周做放射状搓，反复5～10分钟。

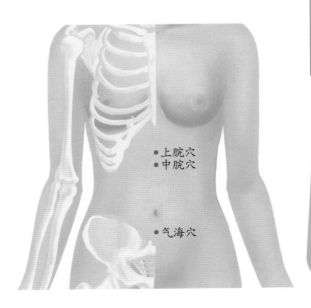

- 上脘穴
- 中脘穴
- 气海穴

温馨提示

　　想减肥而去刮痧，首先你得了解自己的肥胖是生活习惯造成的，还是体内有隐藏的病导致的。如果一味追求减肥，误了病情更不好。

　　刮痧需要首先辨清体质，大病初愈、气虚血亏及皮肤有溃烂、损伤、炎症等均不宜进行刮痧治疗。

瘦腹

腹部是非常容易囤积脂肪的部位。内分泌失调，导致雌性激素分泌含量过高，新陈代谢发生障碍，体内废物不能及时有效排出体外，淤积于腹部，就会形成腹部肥胖。

腹部赘肉肥厚者，除了身材受到影响，还容易患心脏疾病以及冠状血管疾病。采用刮痧的方法，也能够逐渐减少腹部脂肪，使腰围随之减小，而患病的危险性也会减小。

简易刮痧疗法

刮拭穴位 天突至膻中穴，天枢、关元、气海穴

刮拭步骤

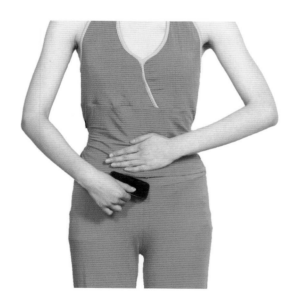

1 先刮拭胸部的任脉，即天突至膻中穴。

2 以任脉为界分别向左右两侧沿肋骨走向自内而外刮拭。

3 以肚脐为中心，按顺时针方向用刮痧板进行刮拭按摩，力度均匀。

4 采用角揉法按摩天枢穴、关元穴和气海穴，力度要适中。

刮拭原理

胸部为心肺所居，肋为肝、脾所主。胸肋上承颈项，下连腰腹，效及咽喉，功涉胃肠，因此刮拭胸部的任脉和肋部，可以防治胸肋胀满、肝胃不和等病症，有疏肝健脾的作用。而腹部是"五脏六腑之宫城，阴阳气血之发源"，刮拭腹部的天枢、关元、气海穴可以促进消化，强健脾胃。因此经常刮拭胸腹部，特别是肥胖的局部，可以强健脏腑，排出腹内废物，消除腹部多余脂肪，减肥瘦身。

辅助按摩保健法

按摩部位　腹部

按摩方法

1 仰卧于床上，两手相叠，放在腹上，以顺时针、逆时针方向各按摩50圈；然后，两手分开放在腹上，上下往复按摩50次。可以憋口气把腹部顶起来练习，早晚各1组。

2 揉神阙（神阙俗称"肚脐"）：单手或两手掌重叠，按在肚脐处，揉动30次，用拇指或食、中指指面轻按脐部，做轻柔的小幅度环旋揉动。按摩脐部，不仅对五脏六腑的功能活动有促进和调整作用，同时，按摩脐部可以提高人体对疾病的免疫能力，防止外界致病因子的侵袭。

3 擦丹田：将两手掌分别贴于脐下小腹中央处，同时做上下摩擦30次，令热。健脾壮肾，周精养血，安神定志。

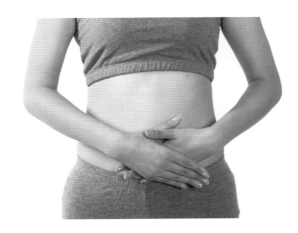

一用就灵小妙招

1. 气球减肚法：先用力吸一口气，收紧小腹，把气球放近嘴边，然后用力地吹。将气球吹至鼓涨约30厘米，然后放开。每日吹30次左右，可达到收腹的效果。

2. 保鲜膜瘦腹法：洗澡前，先以身体热敷霜涂于腹部（但记得月经来时不要使用在腹部！），再以保鲜膜包紧20～30分钟，此时配合摇呼啦圈、仰卧起坐、伸展拉腰的动作，持续运动至少10分钟，将保鲜膜撕掉，以温水沐浴。最后将冷敷紧实凝胶涂匀腹部即可。如此持续1～2个月，你就能拥有纤柔美腰了。

温馨提示

1. 腹部刮痧的时候不必过于用力，以腹部皮肤红润为度。

2. 确定腹部肥胖有一个简便的计算标准：站立量腰围和臀围的尺寸，臀围以臀部最大处为准，然后用腰围尺寸除以臀围尺寸，得出腰臀比。如果某人的腰围是79厘米，臀围是92厘米，那他的腰臀比便是0.86。男子腰臀比的上限是0.85～0.9，女子为0.75～0.8，超过这个范围就可以看成是腹部肥胖。

美白

亮白的容颜是每个女人梦寐以求的，而发黄、干燥、黯淡、黑红、苍白、松弛缺乏活力的肌肤严重影响脸部的美观，各种黄褐斑、雀斑也是美白肌肤的致命杀手，困扰着无数爱美的女人。

中医认为斑点的发生与肝、脾、肾三脏有关。而黄褐斑与内分泌失调有关。斑点瑕疵固然令人烦恼，但是可以通过中医刮痧，刺激肌肤经络与腧穴进行治疗。

简易刮痧疗法

刮拭穴位 印堂、太阳、颧髎、大迎、阳白（双侧）、神庭、素髎、承泣、地仓、颊车、下关、头维、大椎、合谷、足三里

刮拭步骤

1 面部刮痧之前先彻底清洁面部，均匀涂敷专用美容刮痧乳。分三个步骤：1.用点按法刮拭印堂、太阳、颧髎和大迎。2.由督脉神庭至素髎一线按照由上至下的顺序进行刮拭。3.重点在双侧阳白穴进行刮拭。

2 用热毛巾擦洗被刮部位的皮肤，均匀地涂上刮痧介质，沿胃经承泣-地仓-颊车-下关-头维一线，由上向下进行刮拭，然后重点在督脉的大椎、手阳明大肠经的合谷、足阳明胃经的足三里穴进行点揉或刮拭，以刮出出血点为止。每次每个部位刮拭10次左右，每周1次即可。

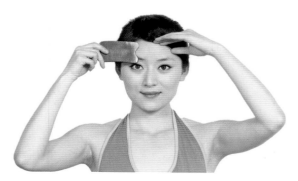

辨证加减刮痧疗法

1. 肝郁气滞型黄褐斑的刮痧

主要症状

面色青黄，少光泽，面部黄褐斑多分布在额头两侧、上肢区、外眼角部，并伴有心

取穴原理

局部病变部位、大椎、背部俞穴如前所述，三阴交为三阴经之交会穴，疏通经络，滋补肝肾不足；太溪滋阴补肾。

情抑郁、情志不舒或急躁易怒、乳房作胀、心胸憋闷、胁肋胀满、脘闷腹胀，每因嗳气，矢气则舒。

【刮拭部位】

局部病变部位、大椎、肺俞、心俞、膈俞、肝俞、胆俞、脾俞、肾俞、阳陵泉、太冲。

【刮拭步骤】

先刮局部病变部位，再刮颈部大椎，然后刮背部肺俞至心俞，刮下肢外侧阳陵泉，最后刮太冲。

【刮拭方法】

泻法。

2. 肝肾阴虚型黄褐斑的刮痧

【主要症状】

面色暗黄或褐黄，面部色斑为暗褐色，多分布在口唇两侧、面颊外侧，面部老年斑亦属于肾虚斑。多伴有经期延迟、行经不畅，或行经腹痛、血色暗红、夹有血块，并有心烦、失眠、多梦、健忘、精力减退、下肢酸痛等症状。

【刮拭部位】

局部病变穴位、大椎、肺俞、心俞、膈俞、肝俞、胆俞、脾俞、肾俞、三阴交、太溪。

【刮拭步骤】

先刮局部病变部位，然后刮颈部大椎、背部俞穴，再刮下肢三阴交，最后刮太溪。

【刮拭方法】

补法。

【取穴原理】

面部的萎黄和瑕疵与人体肝脾肾三脏有关，所以刺激影响这三脏的相关穴位和经脉，作用多多。第一，能够迅速地通经活络，疏通肌肤细胞营养供应的渠道，同时能激活面部受损的枯弱细胞，还可以增强整体脏腑功能，进而达到以内养外的美白作用。第二，大椎为督脉上的重点穴位，是"诸阳之会"，为纯阳主表的穴位，有清热的作用，所以通过它可帮助风邪入侵者畅通血脉，滋润容颜。第三，合谷穴主治面部和口部的疾病，而把合谷穴治疗头部面部疾病的功能，用于颜面五官的损美性病变中，也有很好的效果。第四，足三里穴循胃经直通胃脏，刺激足三里能够调理脾胃，促进消化，排出毒素，对面部美白有很好的效果。

丰胸

通常胸部的大小和线条很大程度上是由先天因素决定的，但是中医认为人的肝气疏泄不畅，胃部运化水谷精微的能力不够，以及肾气不足，都会使得胸部营养不良，或雌性激素分泌不够，而导致乳房发育不良。

由此看来，胸部的保健直接关系着全身脏腑的功能活动，胸部刮痧，能刺激内分泌，促进乳房发育。同时，也把血液引流到胸部，给乳腺输送营养，以达丰胸功效。

简易穴位刮痧疗法

刮拭穴位 经外奇穴乳四穴，足阳明胃经足三里穴，足太阴脾经三阴交穴，足厥阴肝经太冲

刮拭步骤

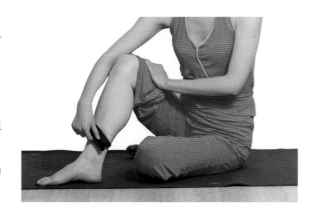

患者取仰卧位，先在刮拭部位均匀涂抹刮痧介质，然后由外向内用泻法刮乳四穴，再刮拭下肢足三里、三阴交和太冲穴，以局部皮肤呈现红色斑点为度。

一用就灵小妙招

1. 半蹲下后，让腰、背挺直贴在墙上，双手置于膝盖上，举起双手到垂直位置，头、手尽量向上伸，但腰部必须保持直立。

2. 盘腿端坐、两脚底并拢；两膝尽量向下、上半身尽量向上伸展、两臂尽量向上伸直；用鼻吸气，控制双肩不上抬，充分扩展胸廓，同时上半身前倾、腹部尽量下压；上半身倾至最大限度，屏住呼吸；等到憋不住气时，边用嘴吐气边抬起上半身，两臂不要用力。起身呼吸5次稍做调整后，重复此动作5~10次。呼吸过程中可以舒展上腹部，但小腹一定要收紧。呼吸节奏适中，不宜过快或过慢。

辅助按摩保健法

`按摩部位` 胸部

`按摩方法`

1 用手掌面在左侧乳房上部，即锁骨下方着力，均匀柔和地向下直推至乳房根部，再向上沿原路线推回，做20～50次后，换左手按摩右乳房20～50次。

2 用左手掌根和掌面自胸正中部着力，横向推按右侧乳房直至腋下，返回时用五指指面将乳房组织带回，反复20～50次后，换右手按摩左乳房20～50次。

3 每晚临睡前用热毛巾敷两侧乳房3～5分钟，用手掌部按摩乳房周围，从左到右，按摩20～50次。

温馨提示

1. 胸部和腋窝皮肤较薄，按压力应适当减小，速度缓慢，刮拭至局部发热，保健效果更好。
2. 乳头处禁刮。
3. 在刮拭乳四穴时手法应稍轻。
4. 怀疑有乳房肿瘤、乳房脓肿以及急性乳腺炎患者，应禁用刮痧丰胸。
5. 月经期和孕期不宜刮痧丰胸。
6. 另外，刮痧不要太频繁，手法不要太重，刮得很重的话会有瘀血，时间长了反而容易导致乳腺组织增生、乳房皮肤变厚甚至变颜色，反倒影响乳房美观。

`取穴原理`

刮拭乳四穴可疏通胸部局部的气血经络；足三里穴也可疏通经络，还可调理脾胃；三阴交穴可以促进任脉、督脉冲脉的畅通，补足肾气、脾气和肝气。太冲穴可以起到消除肝脏郁结的作用。通过肝、肾、脾、胃的刺激，能够调节内分泌，促进乳房的营养摄取，最终改善乳房发育状况。

防皱

女性通常25岁时便有小细纹出现在皮肤上了，这是肌肤衰老的最初征兆。40岁以上，各种皱纹如抬头纹、法令纹和笑纹等就清晰可见了。当肌肤状况不佳时，往往造成水分的流失，肌肤失去保水能力而没有弹性，就变得粗糙、干燥，继而朝着同一个方向深陷而形成皱纹。

刮痧可以滋润肌肤，抚平皱纹的痕迹，是你维持年轻的有效武器。

简易穴位刮痧疗法

刮拭主穴

手少阳三焦经丝竹空、翳风；足太阳膀胱经攒竹；经外奇穴太阳；足阳明胃经巨髎、颊车、足三里；手阳明大肠经迎香、合谷、曲池；任脉中脘。

辨证加减

脾胃虚弱者加选颈椎1～4两侧、胸椎10～12两侧夹脊穴、大椎、脾俞、肾俞、合谷、内关、三阴交、太白、皱纹局部；肺气虚弱者加选颈椎1～4两侧、胸椎1～4两侧夹脊穴、太渊、合谷、肺俞、脾俞、肾俞、三阴交、皱纹局部；肾虚精亏者加选腰椎1～2两侧夹脊穴、腰骶部、肾俞、脾俞、三阴交、太溪。

根据皱纹分布分别选取主穴

1. 皱纹：头维、阳白、头临泣、印堂。
2. 鱼尾纹：太阳、瞳子髎、丝竹空、角孙。
3. 鼻唇纹：迎香、颧髎、四白、下关穴。
4. 颈纹：风池、翳风、扶突穴。

刮拭步骤

1 受术者取坐位或仰卧位，术者先进行头面部的操作过程，面部刮痧之前，应彻底清洁面部。不用或稍用刮痧油做润滑剂。主穴每次3个，配穴每次1～2个，再根据各型的辨证要点进行配穴加减。前者用泻法，后者用补法。

2 根据皱纹的局部情况，相应在局部选取一组穴位，按照面部刮拭的常规方法（与一相同）进行刮痧。

辅助按摩保健法

按摩部位　**面部**
按摩方法

1 用无名指和中指指腹，由脸部内侧向外做螺旋式的按摩，每一个地方都要按摩到，重复10次。再从鼻孔迎香与口角旁，以相同手法向两侧鬓角区轻抹或分推，可以预防脸颊皱纹、笑纹或法令纹。

2 瞳子攒竹、睛明、承泣以中指按压各3秒，重复数次；用左右两手手指腹，由外部眼角瞳子髎穴往内移动、按压，直至眼角内侧的睛明穴；用左右两手手指指腹，由内而外轻轻按压眼睛下方区域。这样按摩可以预防鱼尾纹、眼周皱纹。

3 利用无名指、中指及食指三个指头，从鼻根开始，向前发际方向抹去，逐渐抹至两侧额角，要有提拉的感觉，重复10次，可以预防抬头纹。

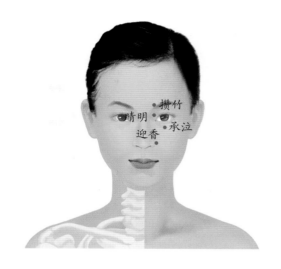

一用就灵小妙招

1. 不要过度洗脸。有皮肤专家认为，过多地洗脸，会洗去皮肤的天然防护油脂和水分。

2. 每天咀嚼口香糖 5 ～ 20 分钟，可使面部皱纹减少，面色红润。这是因为咀嚼能运动面部肌肉，改变面部血液循环，增强面部细胞的代谢功能。

3. 将刚蒸好的大米饭揉成团，不烫手后在皱纹处来回搓动，直到饭团颜色变黑，此法除皱效果不错。

美目

拥有一双美丽的眼睛，能使你整个面孔的美观度大大提升。但是我们都知道，眼睛周围的皮肤非常脆弱，只要到了年龄，或者稍有不良生活习惯，就会形成眼周皮肤色泽发暗，还有眼纹、眼袋等问题。

用刮痧的方法，能增进眼睛肌肤血管的血液循环，促进脸部淋巴循环顺畅，产生消除黑眼圈、下眼袋，减缓眼部肌肤老化的效果。

简易穴位刮痧疗法

刮拭穴位

足阳明胃经承泣、四白穴，足太阳膀胱经睛明、心俞、肝俞、脾俞、肾俞穴，足少阳经光明穴。

刮拭步骤

1 患者取坐位或仰卧位，术者站于患者对侧，在刮拭部位涂抹刮痧介质后，用平补平泻法，从里向外刮拭眼周睛明、承泣、四白穴。

2 患者取卧位，然后在背部均匀涂抹刮痧介质，由上至下用平补平泻法刮拭心俞、肝俞、脾俞、肾俞穴，刮至皮肤出现紫红色痧痕为度。

3 最后患者取仰卧位，在涂抹刮痧介质后，由上至下刮小腿部光明穴。刮至皮肤出现紫红色痧痕为度。

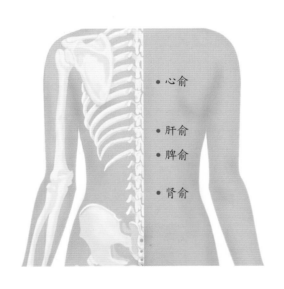

- 心俞
- 肝俞
- 脾俞
- 肾俞

取穴原理

神门穴能够稳定情绪，减少焦虑，促进脏腑功能正常，加速肌肤代谢，改善睡眠和眼部肌肤状况。三阴交穴能改善虚弱体质，让气色变佳，肤质变好，眼睛自然现出神采。

辨证加减刮痧疗法

1 失眠型的刮痧

主要症状

眼周皮肤出现暗蓝色。

刮拭穴位

少阴心经神门穴、足太阴脾经三阴交穴。

刮拭步骤

先刮拭少阴心经神门穴，再刮拭足太阴脾经三阴交穴。

刮拭方法

平补平泻法。

取穴原理

气海穴和关元穴是精气聚集的穴位，刺激它们，能够补肾培元，改善身体虚弱的状况，让气色变好，眼部得到滋润。

2 素体虚弱型的刮痧

主要症状

眼圈呈青黑色，有浮肿现象。

刮拭穴位

任脉气海穴、关元穴。

刮拭步骤

刮痧时最好仰卧，以肚脐为中心，按顺时针方向用刮痧板进行刮拭按摩，力度均匀，不必过于用力，以腹部皮肤红润为度。然后采用角揉法按摩关元穴和气海穴。

刮拭方法

角揉法。

温馨提示

注意在刮眼周穴位时，应用刮痧板角，手法轻柔，以免刮伤眼周皮肤。

一用就灵小妙招

1. 茶熏：茶水熏眼对舒缓双眼、湿润眼球、保护视力有帮助。用沸水泡茶，微闭双眼凑在杯口，同时可双手护住杯口，以防热气过快散失。无法忍受时可稍做休息，但熏的时间一定要保证在10分钟左右。坚持做，每天至少1次。
2. 奶敷：有助于消退眼部浮肿。可以用棉球蘸上冰冻的全脂奶，敷在眼部10分钟。
3. 提神美目法：疲劳会使人双目无神，脑筋迟钝，显得憔悴。用食盐150克，干菊花50克，生姜150克，捣碎，放锅内炒热，待湿时用布包好，敷于面部和捆绑于后颈部，有提神美目之功效。

美颈

颈部是反映女性真实年龄的敏感地带。中医认为，颈部皮肤干燥、松弛、出现细纹的现象，是由脾胃亏虚，气血生化不足，颈部皮肤失于濡养而产生的。或者平时过食肥甘厚味，聚湿生痰，阻于脉络，气血不能荣养颈部皮肤，也会导致肌肤松弛老化。经常做颈部刮痧可以使颈部气血畅达，从而延缓颈部肌肤衰老。

简易穴位刮痧疗法

刮拭主穴

督脉大椎穴、足太阳膀胱经大杼穴；足阳明胃经人迎、足三里穴；手阳明大肠经扶突穴。

辨证加减

脾胃虚亏者加足太阳膀胱经脾俞、胃俞穴。

刮拭步骤

1 患者取坐位，术者位于患者对面，嘱患者稍仰头，在颈部涂抹刮痧介质，然后自下而上用平补平泻法刮拭人迎、扶突穴，刮至皮肤出现红色痧痕为止。

2 患者取俯卧位，术者站于患者侧面，在背部均匀涂抹刮痧介质后，自上而下刮拭大椎、大杼穴，刮拭至皮肤出现紫红色痧痕为止。

3 患者取仰卧位，术者站于患者侧面，在小腿部均匀涂抹刮痧介质后，自上而下刮拭足三里，刮至皮肤出现紫红色痧痕为止。

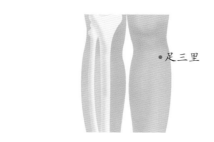

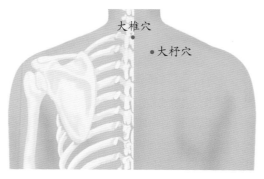

辅助按摩保健法

`按摩部位` **颈部**

`按摩方法`

　　以双手中指或食指交替按压颈部两侧的人迎、扶突、天容、风池、天柱穴，重复数次。利用中间三指，在颈部由下往上提拉。轻捏颈部肌肤增加弹性。

　　颈部按摩时，如果采用精油按摩，可使颈部肌肉恢复弹性，改善皮肤脆弱起皱的状况。方法是：用天竺葵精油4滴、玫瑰精油5滴、橄榄油25毫升，混合搅拌均匀，配制成按摩油，涂抹颈部。运用双手手掌轻轻擦拭从脖子到锁骨的方向，再从下巴下方往耳朵方向进行轻轻擦拭，接着，从耳朵下方往锁骨方向进行画圈式的按摩，颈部按摩约15分钟。

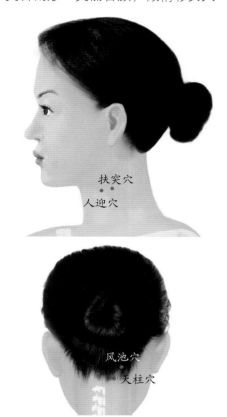

扶突穴
人迎穴

风池穴
天柱穴

`取穴原理`

　　督脉为"诸阳之会"，是调理全身机能的要穴。具有解表退热、温经活络、通阳散瘀的功效；大杼穴可清邪热，畅通气血。足三里健脾和胃，扶正培元，通经活络，升降气机；人迎和扶突穴都有理气降逆的功效。配穴脾俞、胃俞，健脾和胃，利湿升清，理中降逆，对脾胃亏虚者有良效。

`一用就灵小妙招`

1. 早、晚各1次，洗完澡后使用热毛巾敷颈，然后记得马上擦上乳液以滋养净肤肌肤，涂擦乳液时由下往上轻推并按摩。
2. 平时可以左右摇动或扭转颈部，增加颈部肌肉的弹性与张力。
3. 放松肩膀，将头部轻轻地由右绕半圈，反方向再做，一直做到肌肉放松为止，此动作可以帮助颈部的血液循环，强化颈部的肌肉。

纤腰

腰部曲线是身材曲线美的关键，腰身若恰到好处，会让人感觉身材婀娜；而腰部赘肉堆积，则会使人显得身材臃肿粗重，缺乏美态。所以减掉腰部赘肉，打造出窈窕的腰部曲线是增加体态美的重要步骤。

想拥有纤细的腰肢除了养成良好的生活习惯外，经常刮痧，对于减少腰部脂肪堆积、减轻体重也有着非常良好的作用。

简易刮痧疗法

刮拭穴位

足阳明胃经天枢、足三里；足太阴脾经大横；督脉腰阳关、腰俞；足太阳膀胱经脾俞、胃俞。

刮拭步骤

1 患者取俯卧位，术者站于患者一侧，在刮痧局部均匀涂抹刮痧介质，采用泻法，自上而下，刮拭脾俞、胃俞、腰俞、阳关穴，刮至局部皮肤出现紫红色痧痕为度。

2 患者取仰卧位，在刮拭部位均匀涂抹刮痧介质后，采用泻法，由上至下刮拭天枢、大横、足三里，刮至局部皮肤出现痧痕为度。

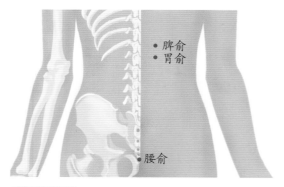

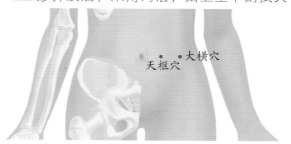

取穴原理

天枢和足三里具有调中和胃，理气健脾的作用，可增强脏腑功能，促进消化和排便。大横穴亦有助于调理肠胃；腰阳关、腰俞能够清热除湿，减少体内痰湿堆积；脾俞和胃俞的作用是健脾和胃，利湿升清。通过调理脾胃，即能促进消化和吸收能力，达到瘦身的目的。

辅助按摩保健法

按摩部位 **腰部**
按摩方法

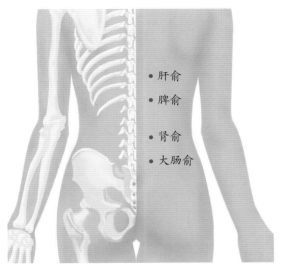

- 肝俞
- 脾俞
- 肾俞
- 大肠俞

1 被按摩者取俯卧位，按摩者用右手掌指推摩足太阳膀胱经的腰背部分，反复操作，以皮肤达到红热为宜。然后点按脾俞、肝俞、大肠俞、肾俞各1分钟。最后将手掌置于腰骶部，施横擦手法。

2 通过精油对腰部进行推摩、揉转等动作，可以有效消除腰部脂肪，促进腰部的血液循环，使腰部的新陈代谢变得更好，有效代谢与排出脂肪，帮助腰部摆脱臃肿。方法是：取罗勒精油8滴，橄榄油25毫升，使用时蘸取调制好的按摩油，涂抹腰部。首先以双手抓住腹部用力揉捏。接着慢慢揉搓肚脐下方。运用双手捏取腹部的肌肉，使皮下组织感到被压迫，一直到腹部肌肉发热为止。罗勒精油具有紧实肌肤的作用，可有效消除腰部多余的赘肉与脂肪。

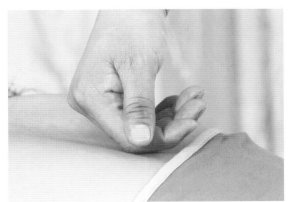

一用就灵小妙招

平躺在地板上，双脚搁置于椅子上，大腿与地面成直角。右手置于脑后，左手向旁伸直。然后逐渐升上半身，达到与地板成30度角，同时上半身前倾时右手肘要扭向左膝。这个动作每组15次，每天坚持做3组，两周内就可以看到效果。

美腿

人人都羡慕明星的身材，他们总是拥有修长笔直的美腿，大腿紧实，小腿健美。而现实生活中腿部的长度过短，或腿部赘肉过多、大腿及小腿粗细不均匀者大有人在。

虽然如此，也不用就此放弃。我们不能和明星一样拥有与生俱来的美腿，但是至少可以通过刮痧来进行调整，努力使得自己的腿型比原来更好。

简易穴位刮痧疗法

刮拭穴位

足太阳膀胱经承扶、委中、承山；足少阳胆经风市、悬钟；足阳明胃经伏兔、足三里；足太阴脾经三阴交、血海。

刮拭步骤

1 被刮痧者取俯卧位，刮拭者站于患者一侧在刮痧局部均匀涂抹刮痧介质后，采用泻法，自上而下，刮拭承扶、委中、承山，刮至局部皮肤出现紫红色痧痕为度。

2 被刮痧者取仰卧位，在刮拭部位均匀涂抹刮痧介质后，采用泻法，由上至下刮拭风市、伏兔、血海、足三里、三阴交各穴，刮至局部皮肤出现痧痕为度。

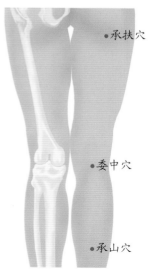

● 承扶穴

● 委中穴

● 承山穴

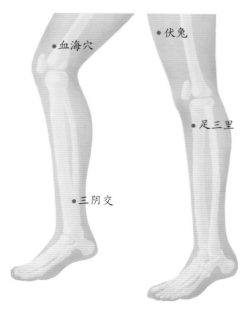

● 血海穴

● 伏兔

● 足三里

● 三阴交

辅助按摩保健法

按摩部位　腿部

按摩方法

　　用手握紧大腿，拇指在上面，手掌贴近皮肤，稍用力下压，自膝盖往大腿根部直线来回摩擦，使皮肤感到舒适、温暖为宜，反复做 6 次，换腿进行。

　　针对双腿进行的按摩一般有消除疲劳、改善水肿现象、美化腿部线条等作用。如果使用葡萄柚精油与罗勒等精油按摩，对于消除多余的脂肪与毒素具有显著疗效，方法是：葡萄柚精油 3 滴，罗勒精油 1 滴，葡萄籽油 25 毫升，将葡萄籽油与两种精油混合搅拌均匀，涂抹在腿部。双手蘸取调制好的按摩油，慢慢按摩整个腿部肌肉。按摩约 15 分钟即可。运用这些精油在腿部局进行淋巴排毒的按摩，可以有效消除腿部的毒素，改善水肿与虚胖症状，有效紧实腿部肌肤，使腿部线条美好，使腿部肌肉更为紧实。

取穴原理

　　刮拭这四条经脉上的重点穴位，能够舒筋活络，帮助血液循环通畅，促进腿部新陈代谢，消除多余脂肪。另外由于这些穴位与内脏功能相关，刮拭后还可以舒肝益肾，健脾和胃，增强五脏六腑的运化功能，化湿通便，排出促成肥胖的痰湿和废物。

一用就灵小妙招

　　要腿部变得纤细，最有效的办法当然是做运动。只要每天持之以恒，用少许的时间，就能换来修长的苗条的美腿。以基本姿势站立，双手叉腰，两脚向左右两侧跨开，背脊挺直，臀部夹紧。膝盖不用力，将上半身垂向下压，脚跟不可提起，身体须挺立，然后返回原位。重复 10 ～ 20 次。

温馨提示

　　患有下肢静脉曲张或下肢浮肿者，刮拭按压力度要轻，要从下向上刮拭。

　　凡体表如大腿、小腿处有疖肿、破溃、疮痈、斑疹、牛皮癣、接触性皮炎、疥疮、带状疱疹和不明原因肿块等禁止刮痧，以免导致创口感染（传染）以及病变部位的病情加重。

　　"萝卜腿"大都与久坐且时间过长以及缺少锻炼有关。对"萝卜腿"虽然可以采用刮痧瘦腿的方法，但力度要轻。如果静脉曲张明显，就不要采用此方法减肥了。

　　肌肉型的人大都喜欢运动，爱吃肉，肌肉线条明显，下肢有力等。如果用手按压腿部，可以明显感觉到很硬。此类腿型采用刮痧瘦腿是没有效果的。

　　塑造腿部曲线美，是一个漫长的过程，不仅需要有一个科学的方法，更需要有一定的耐心。

祛痤疮

人们往往用花季来形容青春期的美好，但是众多青春期男女却总是被面部痤疮所困扰。痤疮是一种发育期常见的毛囊与皮脂腺的慢性炎症。发症后，青春洋溢的面孔整日蒙蔽在脓包、丘疹、黑头粉刺、瘢痕等多形损害下，生活质量和精神都大打折扣。

我们通过刮痧可以改变湿热阻滞的状况，让肌肤重现光滑。

简易刮痧疗法

刮拭部位 背部

刮拭步骤

用刮痧板，在背部涂抹刮痧油后，由颈部沿脊柱两侧从上向下刮，用力适中，以被刮者能接受为宜，如能刮出红痧最好。一般隔 3 ~ 4 天刮一次，每次刮 10 分钟左右。

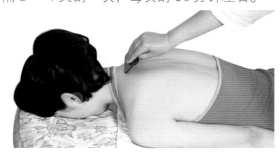

取穴原理

背部刮痧可以把本来生发在脸上的毒素"转移"到背部，从背部将血管内的瘀血、病变通过"痧"排出体外，有助于改善体内循环和湿热体质，活化细胞。

辨证加减刮痧疗法

1. 肺经风热型的刮痧

主要症状

红色丘疹多分布于鼻周，同时可有脓包，苔薄黄，脉数。

刮拭穴位

合谷、曲池、尺泽、大椎、肺俞、委中。

刮拭步骤

先刮颈部大椎，然后刮背部肺俞，再刮前臂尺泽、曲池、合谷，最后放痧委中。

刮拭方法

泻法。

取穴原理

合谷、曲池穴可疏风清热解表，以除肌肤之郁热；胸为肺经所布，故取尺泽配肺俞，以泻肺经郁热；背为足太阳经、督脉之所过，故取大椎、委中透达督脉、太阳经郁热。

取穴原理

> 肺经与大肠经相表里，合谷配曲池能疏泄肌肤之郁热，清利湿热；合治内腑，荥主身热，取胃之下合谷足三里，荥穴内庭，通腑泻热；三阴交、血海清热凉血，运脾化湿；支沟为治便秘效穴。

2. 痰湿凝结型的刮痧

主要症状

除丘疹外，面部以结节囊肿为主常以结节囊肿为主，可伴有黑头粉刺、丘疹、脓包、窦道、瘢痕等多形损害，舌黯红或紫黯，脉弦滑。皮肤出油较多，治愈后常留瘢痕。

刮拭穴位

脾俞、丰隆、合谷、足三里、三阴交。

刮拭步骤

先刮背部脾俞，再刮手部合谷，然后刮下肢内侧三阴交，最后刮下肢外侧足三里至丰隆。

刮拭方法

补泻兼施。

取穴原理

> 脾俞、足三里用平补平泻，以健脾和胃，利湿化痰；丰隆、合谷用泻法，以行气化痰散结；三阴交用泻法，既可清利湿热又能活血化瘀散结。

辅助按摩保健法

按摩部位 脸部、上肢部。

按摩方法

1 因消化系统变弱而生的痤疮，可以按摩曲池穴和中府穴。按压时需屈肘，将另一只手的拇指放在曲池穴上，其余手指包住肘部。以略感疼痛的力度边按压边揉摩。两只胳膊各做30次，每次1秒。按摩中府穴时，左手拇指置于右侧中府穴，边揉边按压，左右各做2次，每次4秒。

2 在眼睛和嘴的周围出现痘痘或者脸色不好时，刺激地仓穴会很有效果。将双手拇指放在地仓穴上，其余手指自然弯曲撑住下巴。用拇指指尖按压3秒，休息3秒，重复5次。

3 如果痤疮已经持续一个星期以上还不见好转，则应按压养老穴。将拇指放在养老穴上，其余手指握住手腕下方。以略感疼痛的力度按压3秒，然后休息3秒，两只手交替重复10次。早晚各做1组会更有效果。

> **温馨提示**
> 1. 局部有青春痘的部位，在没有皮肤破损的情况下，可涂上刮痧活血剂。
> 2. 手法要轻柔缓和，以勿刮破痤疮为原则。

润肤养颜

虽然当今时代美妆的技术各种各样，但是打造美丽的脸庞单靠化妆来勉强支撑可不行。一张气色红润、细嫩光滑的脸才是货真价实的，经得起各种考验。中医认为，刮痧可以达到非常好的美容效果，因为它可以经由内在的调养来改变肤色和气质。

简易穴位刮痧疗法

刮拭主穴

督脉百会、大椎、命门、腰阳关；足少阳胆经瞳子、阳白；足阳明胃经承泣、足三里、丝竹空、血海；任脉中脘；手阳明大肠经曲池、合谷。

配穴

如果出现血瘀的症状加血海、三阴交，用泻法；气血亏虚加脾俞、胃俞，用补法。

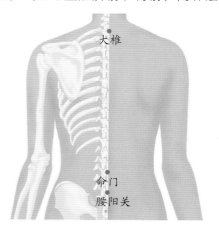

大椎

命门
腰阳关

刮拭步骤

1 受术者采取坐式或平卧式，两目闭合，刮拭者立于受术者头上或头后，热毛巾擦洗患者被刮部位的皮肤，然后在要刮拭的部位和经穴上涂上刮痧乳，先从其眼目、鼻旁、口角、两耳等处分刮，然后合刮于脸面部。主穴用泻法，配穴用补法，阿是穴即出现皱纹的部位。

2 分部刮拭：
（1）眼目：受者闭眼，术者用刮痧板边角对着两眼上睑，从内眼角向外眼角轻轻刮摩10～20次。
（2）鼻旁：术者用拇指按住鼻孔侧面，左右轮换，用刮痧板边角刮摩两旁迎香穴处，左右分别10～20次。
（3）口角：术者以刮痧板边角沿着口角四周，分别轻轻刮摩上下左右10～20次。

（4）两耳：术者以刮痧板边、角刮两耳珠之前方耳门上，从上到下刮摩，左右两耳分别刮摩10～20次。

（5）脸面：用刮痧板平刮，由眼目朝下，或是由鼻、口角向外耳处刮，反复操作10～20次完毕。

辅助按摩保健法

按摩部位　面部
按摩方法

借由两掌摩擦生热，以温热的手掌自上而下热敷摩擦面部20次，每天数次。

如果运用精油按摩的方式，能够提供肌肤一定程度的保湿能力。具有润泽功效的精油，如橙花檀香精油，在按摩的过程中能够迅速渗透到肌肤中，为肌肤带来润泽的作用。如果每天都能持续进行肌肤的保湿按摩，那么就可以避免出现肌肤过于干燥的症状，保持肌肤的水嫩。方法是：

橙花精油4滴，

檀香精油5滴，

橄榄油25毫升。

将橄榄油与两种精油混合搅拌均匀。使用时，运用脸部按摩的基本步骤，轻轻按摩整个脸部。按摩约15分钟即可。有效保湿，可改善过于干燥的肌肤，对于干性肌肤特别有帮助。

取穴原理

刮拭面部穴位，可以促进脸部的血液与淋巴循环，美化肌肤，缓解眼袋浮肿。刮拭曲池、合谷等穴可以改善女性气血不顺与生理不顺，自然改善皮肤粗糙，消除青春痘；有血瘀症状的人加血海，可以调经统血；三阴交能够调整消化、泌尿生殖系统，使皮肤嫩滑细致，气色得到改善。气血亏虚者加脾俞、胃俞的原因，是要通过对消化系统功能的促进来改善肌肤的质量。

温馨提示

面部保健刮痧一定要涂美容刮痧乳以保护皮肤，不要用液体的润滑剂，以防润滑液注入眼睛、耳朵或口腔里。

一用就灵小妙招

张口发声"a""y""w"，或吹口气鼓起双颊，尽可能地将嘴张开，每天重复几次，能促进面部的新陈代谢。

祛除额头皱纹

皱纹是岁月带给女人的残酷痕迹，尤其是额头上的皱纹，一旦出现就意味着青春与美貌就此渐行渐远。其实掌握一些简单的方法，就能够帮助你解决这个问题，例如我们通过刮痧就可以祛除最显衰老的额头皱纹。如果你按照这样的方法去实践，并长期坚持下去，兴许某一天清晨醒来，你会发现原来岁月对你也不是那么无情。

简易刮痧疗法

刮拭部位

额正中头区、两侧，太阳穴。

刮拭步骤

先以刮痧板角部平面按揉额正中头区，然后用短弧边以平刮法从额头正中向两侧刮拭，最后以平面按揉太阳穴结束。

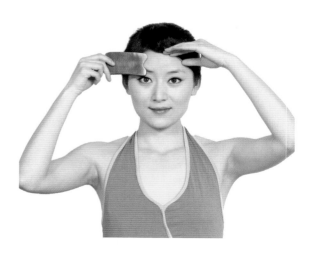

辅助按摩保健法

按摩部位 面部

按摩方法

1 双手放在鼻子上，拇指与四指成直角，以此形状通过眉间，向前额斜上方滑动，直至拇指运行到太阳穴处止。注意拇指与其他四指的指中间部分接触到皮肤，手掌悬空不触及面颊。

2 利用无名指、中指及食指3个指头，从鼻根开始，向前发际方向抹去。逐渐抹至两侧额角，要有提拉的感觉，重复10次。

3 过精油按摩可有效补充水分，提供肌肤必要的弹性刺激，使肌肤保持活性，如此就能有效减少皱纹的产生。经常运用精油按摩脸部肌肤，可以促使肌肤血液循环良好。使肌肤内部的微血管充满氧气，如此，脸部肌肤获得了氧气与养分的滋养，就能够保持营养润泽，减少皱纹的出现。

一般运用在脸部肌肤抗老化与消除皱纹的按摩用精油。如：玫瑰、薰衣草、百里香、柠檬、迷迭香、天竺葵等。如，用玫瑰精油2滴、茉莉精油2滴、橄榄油25毫升混合搅拌均匀成按摩油。使用时以双手蘸取按摩油于脸部按摩部位，按摩约15分钟即可。玫瑰与茉莉精油都可以有效帮助消除肌肤的细纹，具有紧实肌肤的作用。

辅助饮食保健法

热柠檬水

用手动或电动榨汁机将柠檬汁挤出，冲热水稀释，天天早晨喝上一杯，3个月后便会有美容效果。柠檬能去除皮肤上的斑痕色素和皱纹，在热柠檬水里加入少许纯清蜂蜜和1个生鸡蛋蛋清，效果更好。

取穴原理

刮拭额头区域和太阳穴，可以促进额头的血液与淋巴循环，美化肌肤，减少抬头纹。

温馨提示

1. 接触性皮肤病传染者由于易将疾病传染给他人，所以忌用刮痧。
2. 皮肤有创面或有暗疮者不宜进行面部刮痧，以免操作时引起创面感染。
3. 过敏性皮肤不宜刮痧。
4. 红血丝严重者不宜面部刮痧。

一用就灵小妙招

1. 用可可粉取代咖啡。可可粉中富含两种黄烷醇，能保护皮肤免受太阳灼伤，改善循环，保护皮肤水分，让皮肤感觉更顺滑，不容易生皱纹。
2. 自制去皱面膜。将葡萄柚果肉捣碎，加入蜂蜜，敷于面部细纹处，五六分钟后洗去。持续使用可有明显去皱功效。
3. 将鸡蛋1个（取蛋黄）打入容器中，加上一匙半的面粉和一匙蜂蜜，充分搅拌均匀即可。将蛋黄敷面剂均匀抹在脸上，10～15分钟后，用温水洗净，再抹上冷霜，用双手按摩5分钟，再用化妆棉轻轻拭净。如此进行3个月左右，即可消除小皱纹。皮肤较干燥者在调制敷面剂时，可以加入数滴橄榄油，以加强滋润效果。

润泽口唇

唇色润泽，则面部气色会显得健康青春，而唇部布满干裂细纹，则会让人显得状态不佳。而且中医认为"脾开窍于口，其华在唇"，脾又与胃相表里，所以口唇是否饱满、润泽，与脾胃也是有直接关系的。

我们用保健刮痧的方法，可以帮助口唇润泽，提升面部美观度，让脸上呈现好气色，还可以调节脾胃，延缓消化系统的衰老，对人整体都有很好的保健作用。

简易刮痧疗法

刮拭穴位

人中、兑端、禾髎、地仓、大迎、颊车、下关、承浆穴。

刮拭步骤

用平面按揉法按揉人中、兑端、禾髎、地仓、大迎、颊车、下关、承浆穴。每个穴位刮拭 5 ～ 10 下至局部微热最好，每天刮拭 1 次。

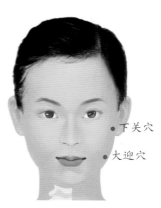

· 下关穴
· 大迎穴

辅助按摩保健法

按摩部位　唇部
按摩方法

晚上睡觉前，用白砂糖轻轻擦在嘴唇上并按摩，或在刷牙时顺便用牙刷轻擦唇部，用清水清洗干净后涂上润唇膏，这些都能有效去除唇上死皮，让双唇细嫩。

取穴原理

刮拭口唇周围的这些穴位，可以刺激唇部周围肌肉的运动，提高唇部的弹性。比如兑端穴可刺激口轮匝肌的运动，让唇部肌肉变得紧实，减少唇纹。地仓穴可使肌肉恢复弹性，起到改善面部松弛、提拉嘴角的功效。而承浆穴可促进唇部的血液循环，使唇色变得自然红润。

PART
7

祛除疾病刮痧法
祛除病痛，健康无忧

　　实践已经证明，刮痧可治各种常见病、急重病、疑难病，比如在中暑、感冒、头痛、胃炎、腹痛、失眠、高血压、肝炎、糖尿病、便秘、痔疮等的防治中，刮痧便有一定的或立竿见影的效果。

头痛

头痛是以头部疼痛为主要临床特征的疾病，可单独出现，也可以发生于多种急慢性疾病，如高血压、头颅外伤等疾病的发展过程中，也可能是某些相关疾病加重或恶化的先兆。

病因分析

1. 起居不慎，坐卧当风，致感受风寒湿热等外邪，外邪上犯头部，阻遏清阳之气，气血不畅，不通则痛。

2. 情志抑郁不畅，致肝气失于疏泄，络脉失于通畅而头痛；或平素急躁易怒，气郁化火，肝阴损耗，肝阳上亢，上扰清阳而发为头痛。

3. 平素饮食不节，嗜食肥甘厚味，或劳伤脾胃，以致脾胃虚弱，脾不能运化输布水谷津液，痰湿内生，上蒙清窍而发头痛；或痰阻脑脉，痰淤痹阻，气血不畅，脉络失养而发头痛。

4. 先天不足，或劳欲伤肾，或年老，或久病不愈，或产后、失血之后，气血亏虚，不能荣养脑脉，髓海不充，而致头痛；或外伤跌扑，血脉瘀阻，脉络失养而致头痛。

主要症状

以头痛为主要表现，表现为前额、额颞、巅顶、顶枕部，甚至全头部疼痛，头痛性质为昏痛、隐痛、空痛、跳痛、刺痛、胀痛或头痛如裂。可以突然发作，亦可反复发作，疼痛持续时间为数分钟、数小时、数天或数周不等。

简易部位刮痧疗法

刮拭部位 头部、胸背部、上肢外侧

刮拭步骤

1 从头部督脉神庭穴开始，沿后正中线向后，经上星、百会、风府等刮至大椎穴处，以皮肤出痧为度。再从头枕部胆经风池穴处开始，沿颈部斜方肌刮至肩井穴，以皮肤出痧为度。

2 刮胸背部膀胱经，由天柱穴处沿脊柱两侧向下，经大杼、风门刮至肺俞穴处，以皮肤出痧为度。

3 刮上肢外侧大肠经，由曲池穴处沿前臂外侧向下，经手三里刮至合谷穴处，以皮肤出痧为度。

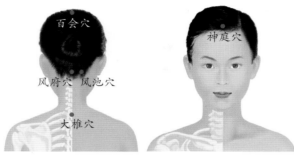

辨证加减刮痧疗法

1 阳明头痛

主要症状

前额头痛，包括眉棱骨和因眼、鼻、牙病引起的头痛。

刮拭步骤

先刮头部印堂、阳白、神庭、上星，再刮手部合谷，足部内庭。

刮拭方法

虚补实泻。

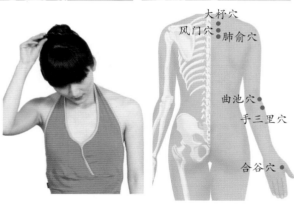

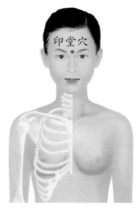

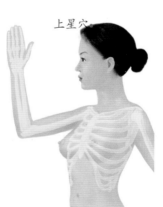

取穴原理

头痛乃头部经络气血瘀滞不通或经络气血亏虚不荣所致，刮头部穴位可疏通局部气血，活血化瘀，使通则不痛。风池、风门、肺俞祛风散寒，肩井、合谷可活血化瘀。各腧穴合用共奏疏经活络、行气活血之功。

取穴原理

头部印堂、阳白、神庭、上星可疏通局部气血，合谷、内庭均为阳明经腧穴，可疏通阳明经气血，使通则不痛。

2. 少阳头痛

主要症状

偏头痛，包括耳病引起的头痛。

刮拭穴位 丝竹空、太阳、率谷、风池、外关、足临泣

刮拭步骤

先刮头部丝竹空、太阳、率谷、风池，再刮上肢外关，足部足临泣。

刮拭方法

虚补实泻

取穴原理

丝竹空、太阳、率谷、风池位于头部可疏通局部气血，率谷、风池、足临泣为足少阳胆经穴位，外关为手少阳三焦经穴位，远近穴位配合疏通少阳经气血。

3. 太阳头痛

主要症状

后枕部头痛，包括颈椎病、落枕等引起的头痛。

刮拭穴位 天柱、风池、玉枕、后溪、申脉、昆仑

刮拭步骤

先刮枕部天柱、风池、玉枕，再刮手部后溪，足部申脉、昆仑。

刮拭方法

虚补实泻

取穴原理

天柱、风池、玉枕位于头部可疏通局部气血，天柱、玉枕、申脉、昆仑均位于足太阳膀胱经，后溪位于手太阳小肠经，太阳经上远近穴位配合可疏通太阳经气血。

4. 厥阴头痛

主要症状

头顶部头痛，包括高血压引起的头痛。

刮拭穴位 百会、通天、太冲、行间、太溪、涌泉

刮拭步骤

先刮头顶部百会、通天，再刮足部太冲、行间、太溪、涌泉。

刮拭方法

虚补实泻

取穴原理

百会、通天均位于头顶部，可疏通局部气血，太溪、涌泉为肾经穴位可益肾滋阴，太冲、行间为足厥阴肝经穴位可平肝潜阳，而止头痛。

5. 偏正头痛

主要症状

前额及两侧头部的头痛。

刮拭穴位 印堂、太阳、合谷、内庭、外关、足临泣

刮拭步骤

先刮头部印堂、太阳，再刮上肢合谷、外关，足部内庭、足临泣。

刮拭方法

虚补实泻

取穴原理

前额部为阳明经脉所过，侧头部为少阳经脉所过，印堂、太阳分别位于前额及侧头部，可疏通局部气血，合谷、内庭为阳明经穴，外关、足临泣为少阳经穴，合用而疏通阳明、少阳经气血。

6. 全头痛

主要症状

整个头部的头痛，难以分辨出具体部位。

刮拭穴位 百会、印堂、太阳、风池、合谷、外关

刮拭步骤

先刮头部百会、印堂、太阳、风池，再刮上肢合谷、外关。

刮拭方法

虚补实泻

取穴原理

百会、印堂、太阳、风池均位于头部，可疏通局部气血，合谷、外关可行气活血，使通则不痛。

辅助饮食保健法

菊花白芷茶

取菊花 9 克，白芷 9 克。将上述药物研成细末，用开水冲泡，代茶饮。可祛风平肝而止头痛，适用于偏头痛。

一用就灵小妙招

沿头部正中线、正中线两侧、头侧部，从前往后梳头，每个部位各梳 30 遍，再用木梳齿轻轻叩击头皮 5 分钟。

温馨提示

引起头痛的原因复杂，首先应排除颅脑等器质性病变引起的头痛，及时治疗原发病。

牙痛

牙痛是口腔疾患的常见疾病。龋齿、牙髓炎、根尖周围炎及冠周炎及牙本质过敏等疾病均可引起牙痛。急性牙髓炎表现为间歇性疼痛，夜间加重，病人不能明确指出患牙位置；急性冠周炎患者表现为明显的牙龈红肿。

病因分析

1. 感受风热外邪，外邪循阳明经上炎入齿，而引起牙痛。
2. 饮食不节，肠胃郁热，又嗜食辛辣煎炸，胃火炽盛，循经上炎而引起牙痛。
3. 年老体虚，或肾阴亏损患者，虚火上炎而致牙痛。

主要症状

牙痛可因冷、热、酸、甜等刺激而发作或加重，可伴有牙龈红肿，牙龈出血，牙齿松动，龋齿、咀嚼困难等。

简易部位刮痧疗法

刮拭部位 面颊部、手部、足部

刮拭步骤

1 先刮面颊部颊车穴、下关穴，以皮肤潮红为度。

2 刮手部合谷、二间穴，以皮肤出痧为度。

3 刮足部内庭穴，以皮肤出痧为度。

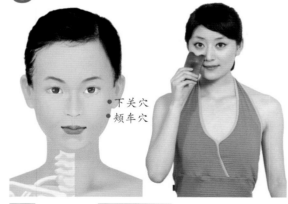

下关穴
颊车穴

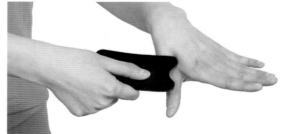

取穴原理

　　十二经脉的运行中，手阳明大肠经入下齿，足阳明胃经入上齿。颊车、下关位于牙痛局部，且为足阳明胃经穴位，合谷、二间为手阳明大肠经的远端穴位，内庭为足阳明胃经的远端穴位，可清泻阳明火热之邪。"面口合谷收"，合谷为治疗牙痛的有效穴位，二间、内庭分别为手、足阳明经的荥穴，泻热力强。各穴合用，可清热泻火，通络止痛。若为感受风热引起的牙痛，加翳风、风池疏风清热；胃火炽盛者加曲池、厉兑清泻阳明火热；虚火上炎者加太溪、照海滋阴降火。

　　对于有明显蛀牙、炎症因素引起的牙痛，最好配合抗菌消炎药物以及对症治疗，效果更佳。

一用就灵小妙招

1. 花椒5粒，咬在痛牙处，可立即缓解止痛。
2. 独头蒜2～3头，去皮后放火上煨热，趁热切开贴敷患处，蒜凉即换，连续贴敷数次。
3. 食醋100克，花椒10克，水煎后待温含漱。
4. 取一段新鲜肥大的仙人掌，用水洗净，剪去表面的针刺，再对剖成同样厚的两片，把带浆的那一面贴在脸上牙痛的部位，一段时间后，症状即可缓解。

辅助按摩保健法

1 按揉下关穴（位于面部两侧，大致在耳垂与鼻尖连线的中点，合嘴时有孔，张嘴即闭）：用中指指面按揉100次，要求有明显的酸胀感。

2 按揉颊车穴（位于咀嚼时鼓起的咬肌最高点）：用中指指面按揉100次，手法宜稍重，有明显酸胀感为佳。

3 按揉合谷穴（位于双手虎口，食指与拇指之间，第二掌骨中点）：先用一手拇指指端用力掐此穴1分钟，再按揉10次，反复操作5遍以上，手法力量稍重，以酸胀痛感明显为佳。

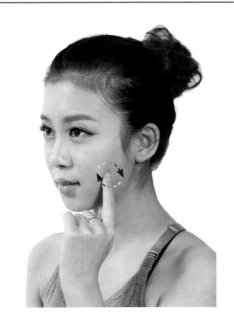

失眠

睡眠是消除大脑疲劳的主要方式。正常的良好睡眠，可调节生理机能，维持神经系统的平衡。如果长期睡眠不足或睡眠质量太差，就会影响大脑的机能，严重的甚至会引起神经衰弱等病症。

偶尔的睡不好觉、多梦、失眠、睡眠质量不高或觉醒是正常的生理过程，但若长期如此，就会对健康产生严重的危害。通过刮痧进行自我调理是可以改善睡眠的。

病因分析

1. 情绪不佳，肝气郁结，肝郁化火，邪火扰动心神，心神不安而致无法安眠。
2. 饮食不节，脾胃受损，酿生痰热，胃气失和，进而导致睡眠不安。
3. 久病血虚，产后失血，年迈血少，引起心血不足，心失所养，心神不安而睡眠不安。
4. 体质较差，房劳过度，肾阴耗伤，心火独亢，或肝肾阴虚，肝阳偏亢，火盛神动，心肾失交而神志不宁，无法安眠。

主要症状

入睡艰难，眠而易醒，醒后难以入睡。

简易头足部刮痧疗法

刮拭部位 **头部安眠穴，足部涌泉穴。**

刮拭步骤

1 每天早晨，用刮痧梳以面刮法刮拭整个头部，一直到头皮发热。在刮拭过程中，要重点刮拭疼痛点。

2 用单角刮法刮拭头部耳后的安眠穴。

3 每天晚上，用面刮法刮拭整个足底部，一直到足底发热。在刮拭过程中，重点用单角刮法刮拭足底的涌泉穴。

辨证加减刮痧疗法：

1. 肝郁化火型失眠

主要症状

急躁易怒，目红口苦。

刮拭穴位

四神聪、行间、足窍阴、风池、神门

刮拭步骤

先点揉头顶四神聪，然后刮后头部风池，再刮前臂神门，最后刮足背部行间足窍阴。

刮拭方法

泻法。

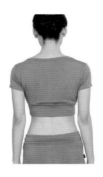
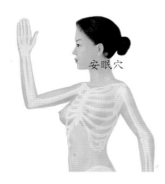

安眠穴

取穴原理

脾俞、三阴交可健脾益气养血；心俞、神门可养心安神定悸。

3. 肾阴虚型失眠

主要症状

心烦不安，头晕耳鸣，腰膝软。

刮拭穴位

四神聪、风池、太溪、肾俞。

刮拭步骤

先点按四神聪，再刮后头部风池，然后刮背部肾俞，最后刮太溪穴。

刮拭方法

补法。

取穴原理

在中医看来，失眠主要是由于心火旺、心肾失和以及阴阳失调所致。头部和足部是全身阴阳经脉汇聚之所，因此在头部和足部刮痧可起到提振阳气，去火滋阴，平衡阴阳的作用，进而有助于改善睡眠质量。

2. 心脾两虚型失眠

主要症状

心悸健忘，困乏无力，头晕目眩，饮食无味。

刮拭穴位

脾俞、心俞、神门、三阴交。

刮拭步骤

先刮背部心俞至脾俞，再刮前臂神门，最后刮下肢三阴交。

刮拭方法

补法。

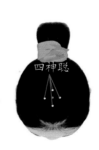
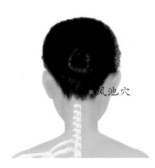

四神聪

风池穴

取穴原理

四神聪可疏通局部气血；风池可祛风活络止头痛、头晕；太溪可滋阴补肾；肾俞可益肾气聪耳。

咳嗽

肺气上逆，有声无痰称为咳，咳吐痰液，有痰无声称为嗽，既有痰又有声称之为咳嗽。临床上多为痰声并见，很难截然分开，故以咳嗽并称。

病因分析

1. 由于气候突变或调摄失宜，外感风、寒、暑、湿、燥、火，邪气从口鼻或皮毛侵入，使肺气被束，肺失肃降，发为咳嗽。

2. 饮食不节，嗜烟酒、肥甘厚味，导致内生火热，熏灼肺胃，灼津生痰；或损伤脾胃，痰浊内生，上阻于肺，致肺气上逆而作咳。

3. 情志刺激，肝失调达，气郁化火，循经上逆犯肺，肺失肃降而作咳。

4. 肺脏疾病日久不愈，耗气伤阴，肺气虚肃降无权，肺气上逆作咳；或肺气虚不能输布津液，痰浊内生；肺阴虚而虚火灼津为痰，痰浊阻滞，肺气不降而上逆作咳。

主要症状

咳逆有声，或咳吐痰液为主要临床症状。

简易部位刮痧疗法

刮拭部位 背部、胸部、上肢内侧

刮拭步骤

1 刮背部脊柱两侧足太阳膀胱经，由风门穴处沿脊柱两侧向下，经肺俞、脾俞、肝俞、膈俞等穴，刮至肾俞穴处以皮肤出痧为度。

2 刮胸部前正中线任脉，由天突穴沿正中线往下，经华盖、膻中、巨阙等穴，刮至中脘穴处，以皮肤出痧为度。

3 由胸前部的中府穴处，沿上肢内侧前手太阴肺经，经尺泽、孔最、列缺、太渊等穴，刮至鱼际穴处，以皮肤出痧为度。

辅助按摩保健法

1 患者仰卧位，按摩者位于一侧，一指按揉天突1～2分钟，以降上逆之气而止咳喘。

2 指拨手三里，内关、合谷、丰隆、列缺各1～2分钟，以增加清肺化痰、理气止咳之功效。

3 患者俯卧位，指缠肺俞，风门1分钟，指揉、禅推风门至肺俞3～5遍，以宽胸下气，补益虚损，以生肺气。上方有泻有补，补而不恋邪，泻而不伤正。

4 有些精油对于治疗咳嗽与支气管炎都具有显著的疗效。运用这几种精油调制而成的按摩油来进行按摩，对于因受凉引起的喉咙部位与支气管不适都有很好的舒缓作用。如薰衣草按摩油：薰衣草精油4滴，橄榄油10毫升，将橄榄油与薰衣草精油混合搅拌均匀。使用时蘸取薰衣草按摩油，轻柔地按摩喉咙部位，按摩约10分钟即可。运用薰衣草精油按摩喉咙部位，可以有效消除咳嗽症状，改善喉咙发痒的状况。

取穴原理

《素问·咳论》云："五脏六腑皆令人咳，非独肺也。"足太阳膀胱经上背俞穴为五脏六腑之气输注于腰背部的穴位，可补虚泻实，调节各脏腑的机能，风门、肺俞又可祛风散邪。上述任脉各穴紧邻肺脏，可行气宽胸，化痰止咳。手太阴肺经各穴可疏通肺经气血，宣肺化痰，理气止咳。风热犯肺者加大椎、曲池清热祛风；痰湿阻肺者加足三里、丰隆化痰止咳；肝火犯肺者加鱼际、行间泻肝清火。

温馨提示

由于咳嗽病程久远，症状深重。体质渐衰，推拿对之有疗效，但要长期坚持不懈进行治疗。肺俞、天突、足三里长期推拿，收效快，通过免疫功能测定，能迅速增加机体的防御功能。

一用就灵小妙招

生姜片： 把生姜洗净，去皮，切成薄片，放一片到嘴里，嚼碎了咽下，嘴里、胃里感到热乎乎的，咳嗽会减轻。一天吃两三片，吃两三天即可。可以治感冒引起的咳嗽。

蜜姜汁： 把姜洗净，榨出姜汁，在火上煮开，凉后加同样多的蜂蜜，装入加盖的瓶中，放入冰箱，早晚各喝1勺。可以治感冒引起的咳嗽。

煮白萝卜： 把白萝卜洗净，切片，加水埋住萝卜，放火上煮，煮开后换小火，煮至萝卜软烂，稍凉后趁热连汤带水一起吃。不喜欢吃萝卜也可以只喝水，加些冰糖一起煮会好喝一些。每晚喝1次。可以治感冒引起的咳嗽。

眩晕

眩晕是以头晕、眼花为主要临床表现的一类病症。"眩"指眼花,晕指头晕,两者常同时并见,故统称为"眩晕"。西医学中的高血压、贫血、梅尼埃病、椎 - 基底动脉供血不足、脑血管病、颈椎病等疾病均可见眩晕。

病因分析

1. 素体阳盛,加之过度恼怒,致肝阳上亢;或长期抑郁恼怒,气郁化火,暗耗肝阴,致肝阳上亢。肝阳上亢致阳升风动,上扰清窍,发为眩晕。

2. 平素饮食不节,嗜食肥甘厚味,饥饱劳倦,损伤脾胃,不能运化水谷精微,则气血生化无源,聚湿生痰,清窍失养或痰湿中阻均可引起眩晕。

3. 头部外伤或手术后,气滞血瘀,痹阻清窍;或久病气血亏虚,脑失所养而发为眩晕。

4. 先天不足,肾精不充,或年老肾亏,或久病伤肾,或房劳过度,导致肾精亏虚,不能生髓,而脑为髓之海,髓海不足,上下俱虚,而眩晕发作。

主要症状

头晕目眩,视物旋转。其轻者如坐车船,闭目可止;重者旋摇不止,不能站立,甚则跌仆。可伴有恶心呕吐、眼球震颤、汗出、面色苍白等症状。

简易部位刮痧疗法

刮拭部位 头部、背部、上肢、下肢

刮拭步骤

1 先刮头部百会、风府、风池,以皮肤出痧为度。

2 再刮背部膀胱经,从风门经心俞、肝俞、脾俞等刮至肾俞穴处,以皮肤出痧为度。

3 刮上肢内关、合谷穴,刮下肢胃经,从足三里刮至丰隆穴处,最后刮肝经太冲穴,均以皮肤出痧为度。

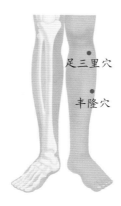

足三里穴

丰隆穴

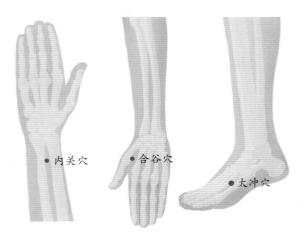

• 内关穴　　• 合谷穴　　• 太冲穴

辅助按摩保健法

选穴及部位：印堂、神庭、睛明、攒竹、太阳、翳风、听宫、率谷、百会、角孙、风池、风府及足少阳胆经头部循行线。

1 自印堂穴向上至神庭穴，再从印堂向两侧沿眉弓至太阳穴施推法5~6次。

2 按揉印堂、头维、睛明、鱼腰、太阳穴，每穴30秒。

3 用双手食指按揉眼眶周围，反复3~4次。

4 用拇指按揉百会、翳风、听宫、率谷穴各30秒。

每次操作30分钟左右，7次为1个疗程，疗程间隔3~4天。

注意：在按摩治疗眩晕的同时，应积极检查、治疗引起眩晕的原发病。

取穴原理

眩晕的发生主要与肝、脾、肾有关。《内经》中指出"诸风掉眩，皆属于肝"；"髓海不足，则脑转耳鸣"；"上虚则眩"。故以足少阳胆经头部腧穴为主，并辅以足阳明、足太阳经头部之腧穴以及经外奇穴同施以推拿手法，可达到平肝、补肾、健脾、止眩之功。在足少阳胆经头部各腧穴施以推拿，取"经脉所过，主治所及"之意。因此，推拿头部腧穴是治疗眩晕的有效方法。

温馨提示

1. 经常活动颈部，每天应从各个方向多次活动，有条件者常做一些颈部按摩更好，特别是中老年人更应重视。某些需长久将头部维持在一个较固定的位置的职业，应定时做工间操，更应注意多活动颈部。
2. 天气寒冷时应注意颈部保暖，因为受凉感冒也是诱发眩晕的常见因素。
3. 注意不突然扭转颈部（如突然猛回头），颈部转动应随整个身体转动而转动；尽量避免过度持久地仰头。

哮喘

哮喘是以发作性喉中哮鸣有声，呼吸气促困难，甚至喘息不能平卧为主要表现的病症。"哮"为喉中痰鸣有声，"喘"为气短不足以息。此病可发生于任何年龄和季节，寒冷季节和气候骤变时多发。

病因分析

1. 外感风寒或风热，或吸入花粉、烟尘等，壅阻肺气，肺失宣降，不能输布津液而凝津成痰，阻遏气道而发为哮喘。

2. 饮食不节，恣食生冷、喜肥甘厚味等，致脾运失健，痰浊内生，壅遏肺气而发为哮喘。

3. 久病肺气不足，肾虚纳气无力，或情绪过激，劳累过度，触引内伏之痰饮也可引发哮喘。

主要症状

胸闷，呼吸气促困难，喉中哮鸣，呼气时间延长，不能平卧，汗出甚至紫绀。发作可持续数分钟、数小时或更长时间。

简易部位刮痧疗法

刮拭部位 **背部、胸部、上肢、下肢**

刮拭步骤

1 刮脊柱两侧背部膀胱经，从风门经肺俞、肝俞、脾俞等刮至肾俞穴处，并刮定喘穴，以皮肤出痧为度。

2 刮胸部任脉，沿前正中线往下，从天突经华盖、玉堂刮至膻中穴处，以皮肤出痧为度。

3 刮上肢肺经，沿上肢内侧前，从尺泽穴经孔最、列缺、太渊等穴刮至鱼际穴处，以皮肤出痧为度。

4 刮下肢胃经，从足三里经下肢外侧往下刮至丰隆穴处，以皮肤出痧为度。

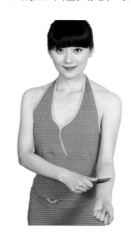

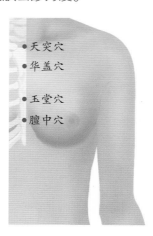

- 天突穴
- 华盖穴
- 玉堂穴
- 膻中穴

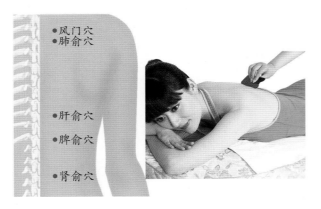

●风门穴
●肺俞穴

●肝俞穴

●脾俞穴

●肾俞穴

3 刮拭患者手臂外侧上缘的大肠经，并加强曲池、合谷穴的刮拭；再刮拭手臂内侧上缘的肺经，从中府穴、云门穴刮至手大拇指侧，并加强尺泽穴、孔最穴、列缺穴的刮拭。

4 刮拭小腿外侧胃经，并加强足三里和丰隆穴的刮拭。

哮喘发作期的刮痧疗法

刮拭部位 背部、胸部、上肢、下肢
刮拭步骤

1 令患者取俯卧位，刮拭其背部督脉，从大椎穴到至阳；再刮拭督脉两侧膀胱经第一侧线，从大杼穴到肾俞穴，重点刮拭肺俞、脾俞及肾俞；最后刮拭大椎穴旁开一指半外的定喘穴。

2 刮拭患者胸部正中线任脉，从天突穴到胸剑联合（胸骨的最下端），重点加强天突穴和膻中穴；再刮拭中府穴及云门穴。

温馨提示

处于发作期的患者，每隔 3～7 天刮拭 1 次为宜，若其身体承受力较强，可加大刮拭力度和速度；处于缓解期的患者，每隔 2 天刮拭 1 次为宜，也可隔衣做保健刮，刮拭速度宜慢，力度宜轻柔。

若在刮拭过程中出现不适，应立即停止，严重者要及时就医。刮痧后需注意避风，防寒保暖，防止风邪、寒邪入侵；可喝 1 杯温开水，适当加点糖或盐，以补充人体在刮痧过程中所消耗的水分和能量。

取穴原理

　　大椎穴和曲池穴有疏表散热之功，定喘穴为治疗哮喘的经验要穴；肺俞穴、列缺穴和尺泽穴可宣肃手太阴肺经经气；中府穴与肺俞为俞募配穴（在针灸临床上，同一脏腑的背俞穴和募穴常配合使用，称"俞募配穴法"），可调补肺气，止咳化痰；足三里可调脾胃，丰隆穴有祛痰之功。

中暑

中暑，俗称"发痧"，是发生在夏季或高温环境下的一种急性病症。中医穴位刮痧治疗中暑的机制是通过器械的作用，将皮下及深层组织的气滞血瘀、经络阻滞等病变使其呈现于体表。轻度中暑者，刮痧可使其头昏眼花、四肢无力、胸闷心悸等症状消失或明显缓解，对重症中暑亦可起到起效快、缩短疗程的作用。

病因分析

1. 盛夏酷暑时节，冒暑劳作、远行或高温作业，暑热之邪侵入人体，阻遏气机而发为中暑。
2. 在夏令暑热环境下，年老体虚、劳倦过度或饥饿状态时，元气亏虚，暑热乘虚而入，发为中暑。

主要症状

中暑轻者，称为"伤暑"，表现为突然头昏、头痛、心中烦乱、恶心呕吐、无汗、指甲或口唇青紫。重者称为"暑风"或"暑厥"，出现壮热、烦躁、气短、汗出、四肢厥冷、神昏、抽搐等。

简易部位刮痧疗法

刮拭部位 背部、肘部、腘窝部

刮拭步骤

1 刮背部正中线督脉，从大椎穴起沿正中线往下一直刮到十七椎处，以皮肤出痧为度。

2 刮背部脊柱两侧膀胱经，从大杼穴起往下一直刮至关元俞处，以皮肤出痧为度。

3 刮两肘部外侧曲池穴及膝窝正中委中穴，以皮肤出痧为度。

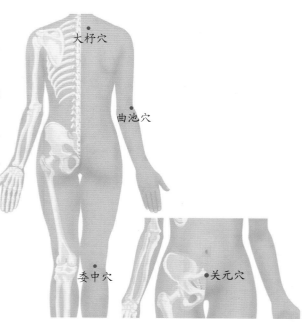

大杼穴
曲池穴
委中穴
关元穴

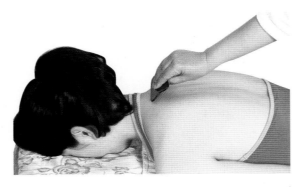

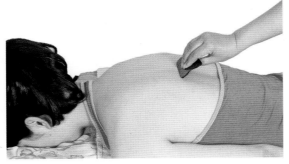

自行刮痧法

　　自行刮痧，则可采用两段式自行刮痧法，方法是手持刮痧板从颈脉部，由颈椎刮至胸椎；再将手伸到腰背部脊椎上，手所能及的最高点，开始由上往下刮（如图）。或者你也可以采用另一种方式，由枕骨下方，即后脑两侧大筋与发际凹陷处往胸椎、肩胛骨刮至手能及的最低点，再把手伸到腰背，自脊椎、肩胛处由上往下刮。刮痧工具最好使用牛角刮痧板，紧急时也可用瓷汤匙或边缘光滑的碟子代替。

重症中暑刮痧法

　　取凉水半碗，先用少许凉水沾湿局部肌肤，操作者右手食指和中指屈曲，先后在病人鼻梁上部、甲状软骨、胸锁乳突肌和腰大肌等处，捏皮肤数次，至皮肤出现红色或暗红色即可。

辅助按摩保健法

　　首先迅速将患者搬到阴凉通风处，头部枕高，解开衣扣，拇指用力捏掐人中，昏迷病人可立刻苏醒。

　　患者如有头晕恶心时，按揉两侧的内关、手指尖、足三里穴。每穴持续约半分钟，以酸胀为宜。

　　如惊厥则按压两侧阳陵泉穴，直至惊厥症状明显减轻或消失为止；如腓肠肌痉挛者则按揉承山、涌泉、阴陵泉穴，持续治疗数分钟。

　　最后，做宽胸梳肋的按摩 3 ~ 5 分钟。

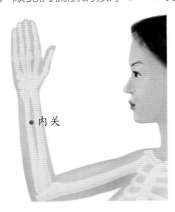

感冒

感冒是感受风邪或时行病毒，引起肺卫功能失调，出现恶寒、发热、鼻塞、流涕、头痛、全身不适等主要临床表现的一种外感疾病。一年四季均可发病，以秋冬、春夏季节交替之际、气候骤然变化时多见。重症感冒可影响工作和生活，甚至可危及生命，尤其是时行感冒暴发时，流行迅速，感染者众多，症状严重，甚至可导致死亡。

病因分析

1. 气候突变，温差增大，或气候反常，而人体正气不足，邪气乘虚而入，发为感冒。

2. 穿汗湿后的衣服，或过食冷饮，露天睡眠，冒风淋雨，疲劳饥饿等，导致机体正气失调，卫气不足御邪，邪气乘虚而入，发为感冒。

主要症状

普通感冒可见恶寒、发热、头痛、鼻塞、流涕、喷嚏、语声重浊或声嘶、咽痛、咳嗽、全身酸痛等。时行感冒可呈流行性发病，多人同时发病，起病急，全身症状显著，如高热、头痛、全身酸痛等，而鼻塞、流涕、咳嗽等肺系症状较轻。

简易部位刮痧疗法

刮拭部位 背部、上肢

刮拭步骤

1 刮背部正中线督脉，从风府穴刮至大椎穴处，以皮肤出痧为度。

2 先刮两侧风池穴，再刮背部脊柱两侧膀胱经，由颈部天柱穴处向下经大杼、风门刮至肺俞穴处，以皮肤出痧为度。

3 刮上肢外侧前大肠经，由肘外侧曲池穴处向下经偏历穴刮至合谷穴处，以皮肤潮红为度。

4 刮上肢内侧前肺经，由肘中尺泽穴处往下经孔最、列缺刮至鱼际穴处，以皮肤潮红为度。

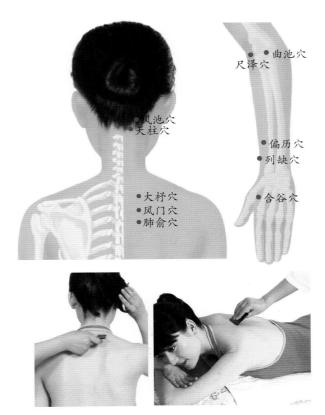

大杼穴
风门穴
肺俞穴
风池穴
天柱穴
曲池穴
尺泽穴
偏历穴
列缺穴
合谷穴

取穴原理

　　风府、大椎穴可祛风散邪，清解表热；膀胱经上各穴可疏通太阳经经气，散风寒表邪；风池可疏风解表；感冒外邪易伤及肺卫，肺经上各穴可通调肺经气血，振奋肺脏功能，从而清解表邪，祛邪外出；外邪由表入里，而犯阳明经，故取手阳明大肠经诸穴以清热祛邪外出。

辨证加减刮痧疗法

1. 风寒感冒

主要症状

　　恶寒重，发热轻，无汗，头痛，肢节酸痛，鼻塞声重，流清涕，咽痒咳嗽，痰稀薄色白。

刮拭穴位

　　风池、大椎、风门、肺俞、外关

刮拭步骤

　　先刮背部风池、大椎、风门、肺俞，再刮上肢外关。

刮拭方法

　　泻法

2. 风热感冒

主要症状

　　发热重，恶寒轻，有汗热不解，流浓涕，头痛，咽喉肿痛，咳嗽声重，痰稠色黄，口干渴欲冷饮。

刮拭穴位

　　风池、大椎、曲池、尺泽、列缺

刮拭步骤

　　先刮背部风池、大椎，再刮上肢曲池、尺泽、列缺。

刮拭方法

　　泻法。

打嗝

打嗝即"呃逆",是指胃气上逆动膈,可偶然单独发生,亦可见于他病的兼症,如胃炎、胃肠神经官能症、肝硬化晚期等均可引起打嗝,呈连续或间歇性反作。

所刮部位分布着十四经的俞穴,刮过的皮肤充血、发红,甚至发紫、瘀血,有宣通经络、松懈粘连作用,"纠正"了关节微小移位,使内闭之邪得以外泄,故病可愈。

病因分析

1. 饮食不当,进食过快过饱,过食生冷,过服寒凉药物等,胃气失于和降,或胃肠腑气不通,胃气上逆动膈,发生呃逆。

2. 情志不遂,肝气郁结,气机不利,横逆犯胃,胃失和降,胃气上逆动膈,发为呃逆。

3. 年老体弱,或病后正气未复,脾胃虚弱,胃失和降,致胃气上逆动膈,而发生呃逆。

4. 病深及肾,肾不纳气,也可导致呃逆。

主要症状

临床表现以喉间呃呃连声,声短而频,令人不能自控为主症。常伴胸膈痞闷、胃脘不适、嗳气、情绪不安等症状。

简易部位刮痧疗法

刮拭部位 背部、胸腹部、下肢

刮拭步骤

1 刮背部正中线督脉,由大椎穴往下经身柱等穴刮至至阳穴处,以皮肤出痧为度。

2 刮背部脊柱两侧膀胱经,由大杼穴往下经心俞、膈俞、肝俞、脾俞等刮至肾俞处,以皮肤出痧为度。

3 刮胸腹部正中线任脉,由天突穴往下经膻中,刮至中脘穴处,以皮肤出痧为度。

4 刮下肢外侧胃经,由足三里穴往下经上下巨虚刮至丰隆穴处,以皮肤出痧为度。

5 刮取足三里、天突、中脘、膈俞、内关。配穴:脾胃虚寒者加脾俞、梁门、关元;肝俞郁热者加膻中、风池、太冲;气郁痰阻者加合谷、太冲、丰隆。病人取舒适体位,把选定要刮的部位露出来,颈背部脊柱两侧相当于足太阳经的循行线,用温水洗净皮肤，然后用牛角刮痧板或边缘光滑的铜钱1枚或用小细瓷匙1个，蘸植物油少许，在选定要刮的地方刮痧。

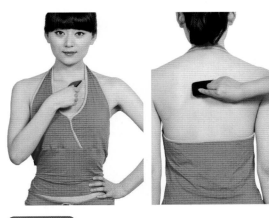

取穴原理

　　督脉为阳脉之海，任脉为阴脉之海，刮之可调一身之阴阳，使阴平阳秘，且所刮督脉、任脉穴位均位邻肺胃，可宽胸理气，利膈止呃；足太阳膀胱经上背俞穴为五脏六腑之气输注于腰背部的穴位，刮之可调理各脏腑功能，畅通三焦气机；上述胃经诸穴刮之可健脾胃，除痰湿，和胃降逆止呃。肾气亏虚者可加刮太溪、照海补肾滋阴，肝郁气滞者加刮期门、太冲疏肝理气。

辅助按摩保健法

　　由于打嗝是横膈肌痉挛引起的，也是痉挛所引起的现象，所以打嗝的指压穴道和胃痉挛相同，都是两膝外上方凹陷处的"梁丘"穴。如果指压部位正确，力道也够的话，很快就能止住打嗝了。

　　用指甲掐手腕内侧上二横指处的"内关穴"，止嗝效果也很好。

　　在打嗝时，揉捏手掌，可以自己做，也可以请他人协助按摩，也有止住打嗝的效果。

　　在足部关节外侧上，用力压迫会有疼痛感的部位用拇指揉擦，左右各压揉几下，能止住打嗝。如果做一回无法止住打嗝，反复做两三回，便能止住。

　　或者采取直立的姿势，用拇指和食指轻轻地压捏喉核两侧，即能止住打嗝。

一用就灵小妙招

　　分次咽水：喝一大口水，分四次咽下，憋着气中间不换气。如没止住就再喝一口，分次咽下，一般即可见效。如果手头没水，可憋着气往下咽唾液。

　　嘴中含一口水，等到"嗝"要发出时，身体微微前倾地迅速将水吞下。

　　憋气：深吸一口气，憋住，同时胸腔用力，直到忍不住时再换气，一次就差不多了。

　　在舌头下放一勺糖，可以收到立竿见影的效果。

　　用一个小塑料袋，罩住自己的口鼻，进行3~5次的深呼吸。将呼出的二氧化碳重复吸入，增加血液中二氧化碳的浓度，来调节神经系统，抑制打嗝。

咽炎

咽炎分为急性咽炎和慢性咽炎。急性咽炎属中医"风热喉痹"范畴，为咽部黏膜、黏膜下组织和淋巴组织的急性炎症，常为上呼吸道感染的一部分。慢性咽炎属中医"虚火喉痹"范畴，是咽部黏膜、黏膜下组织和淋巴组织的弥漫性慢性炎症。

急性咽炎

病因分析

1 气候骤变，起居不慎，肺卫不固，风热邪毒乘虚而入，从口鼻直袭咽喉，而发为急性咽炎。

2 风寒外侵，营卫失和，不能驱邪外出，邪气郁而化热，郁结咽喉而发为急性咽炎。

主要症状

咽部干燥，灼热疼痛，吞咽困难，严重时有发热、头痛、呆讷、全身不适等症状。

简易部位刮痧疗法

刮拭部位 背部、颈部、上肢

刮拭步骤

1 先刮颈后部大椎穴，再刮背部脊柱两侧膀胱经，从风门穴刮至肺俞穴，以皮肤出痧为度。

2 刮颈前部任脉，从廉泉穴往下刮至天突穴，以皮肤出痧为度。

3 刮上肢内侧前肺经，从尺泽穴往下经孔最、列缺刮至鱼际穴，以皮肤出痧为度。

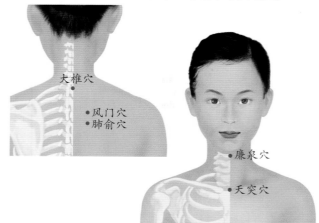

大椎穴
风门穴
肺俞穴
廉泉穴
天突穴

慢性咽炎

病因分析

1 起居失调，房劳过度，饮食不节等致肺肾亏损，阴血津液耗伤，虚火上扰，循经上蒸，熏蒸咽喉而为病。

2 急性咽炎反复发作，余邪留滞，伤津耗液咽喉失于濡养，而发为慢性咽炎。

3 用嗓不当或长期受化学气体、粉尘刺激，损伤咽喉脉络，而发为病。

主要症状

咽中不适，干燥微痛，有异物感，咽痒欲咳，习惯用咳嗽清除口中黏稠的痰样分泌物，常在晨起用力咳出分泌物时有恶心、干呕等症状。

简易部位刮痧疗法

刮拭部位 背部、颈部、上肢、下肢

刮拭步骤

1 刮背部脊柱两侧膀胱经，从肺俞穴往下经肝俞、膈俞刮至肾俞穴处，以皮肤出痧为度。

2 刮颈部正中线任脉，从廉泉刮至天突穴，再刮颈前结喉旁两侧扶突穴，以皮肤出痧为度。

3 刮上肢内侧前肺经，从尺泽穴往下经孔最、列缺刮至鱼际穴，以皮肤出痧为度。

慢性咽炎辨证加减刮痧疗法

1. 肺阴亏虚

主要症状

咽部不适，干燥微痛，干咳少痰，盗汗颧红，气短乏力，形体消瘦，手足心热。

刮拭穴位

肺俞、天突、列缺、鱼际、照海

刮拭步骤

先刮背部肺俞，再刮颈前天突，上肢列缺、鱼际，最后刮下肢照海。

刮拭方法

平补平泻

2. 肾阴亏虚

主要症状

咽部不适，干涩微痛，吞咽困难，腰膝酸软，头晕耳鸣，失眠多梦，手足心热。

刮拭穴位

肾俞、天突、列缺、太渊、照海、太溪

刮拭步骤

先刮背部肾俞，再刮颈前天突，上肢列缺、太渊，最后刮下肢照海、太溪。

刮拭方法

平补平泻。

3. 痰淤互结

主要症状

咽干不适，有痰黏附，色黄难咯。

刮拭穴位

天突、中脘、丰隆、三阴交、太冲

刮拭步骤

先刮颈前天突，再刮腹部中脘，最后刮下肢丰隆、三阴交、太冲。

刮拭方法

平补平泻。

落枕

落枕又称"失枕"，临床以急性颈部肌肉痉挛，强直、疼痛、活动受限为主要表现的病症，多于晨起时发现。落枕多见于成年人，若反复发作常常是颈椎病变的反映。运用循经走穴刮痧，可以消炎止痛、祛风散寒、疏通经络。因此循经走穴刮痧能改善局部血液循环，促进渗出和水肿吸收，加快血管和神经功能的恢复，达到有病治病、无病防身的目的。

病因分析

1. 体虚劳累过度、睡姿不当、枕头高低不适，颈部肌肉处于长时间过分牵拉或紧张状态，导致颈部气血不和，筋脉拘急而发为落枕。
2. 因颈部扭伤，或感受风寒，使颈部经气不调，气血阻滞，筋脉拘急而发为落枕。

主要症状

本病主要表现为一侧颈项强痛，头部左右转侧和前屈后伸受限，活动时疼痛加重，甚至痛连肩背，喜暖怕寒，头部歪斜，颈部或肩部有明显压痛点，痛侧颈项转侧范围缩小。通常在早晨起床后，突感颈项强直或头部向一侧歪斜，前后左右转动不利，活动受限。患部一侧酸楚疼痛，并可向同侧肩部及上肢扩散。局部压痛明显，但无红肿。

简易部位刮痧疗法

刮拭部位 **颈枕部、肩背部、上肢、下肢**

刮拭步骤

1 刮颈枕部胆经，从风池穴经完骨穴刮至肩井穴处，以皮肤出痧为度。

2 刮肩背部督脉风府至大椎穴，再刮肩背部小肠经从肩中俞经肩外俞、曲垣、秉风等刮至天宗穴处，以皮肤出痧为度。

3 刮上肢小肠经，从阳谷经腕骨穴刮至后溪穴处，以皮肤出痧为度。

4 刮下肢胆经，从阳陵泉往下经光明等穴刮至悬钟穴处，以皮肤出痧为度。

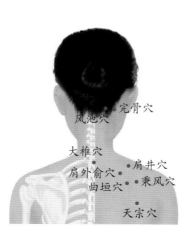

完骨穴
风池穴
大椎穴
肩外俞穴 · 肩井穴
曲垣穴 · 秉风穴
天宗穴

特种刮痧法

项从刮：以后项部督脉经 3 穴（脑户、风府、哑门为主要刺激点。辅以枕外隆凸下至乳突根部，沿颅骨下肌层左右各分成六个等分，以每一个等分为一个刮拭带，左右两侧共计 12 个。

项五带：从后发际项正中线至第三胸椎棘突下（身柱穴）为第一带，第二带起于风池穴，经肩上（肩井）至肩髃，第三带同第二带（对侧）；第四带、第五带为第三颈椎至第三胸椎两侧夹脊。（第二、第三带必须加强肩井穴刮拭；第五带需以刮痧板厚角做点、按、揉等复合性手法）。

桥弓刮：自乳突沿胸锁乳突肌自上而下刮至锁骨上窝（胸锁乳突肌痉挛、压痛时刮拭）。

八字刮：自肩胛提肌起点附近沿其走行方向刮至其止点（肩胛内上角），在其止点做点、按、揉等复合性手法。（肩胛提肌痉挛、压痛时刮拭）

刮痧时应有明显感应，即酸胀感，偶有放射感。一次未愈者隔两日进行下一次治疗。

辅助按摩保健法

1 患者取坐位。操作者先用轻柔的按揉法按揉颈部，以放松肌肉。然后用滚法或一指禅推法在颈项及肩部往返操作，配合轻缓的头项前屈、后伸及左右旋转活动。

2 放松颈项部肌肉，用摇法在颈项做轻缓的旋转。摇动数次后，在颈部微向前屈时迅速向患侧加大旋转幅度做扳法。手法要稳而快速，此时可听到"喀喀"的响声。旋转扳动要在患者能忍受的情况下进行。

3 按揉风池、风府、大椎等穴位，按拿颈项肩部，反复数次，然后再提拿颈椎棘突两侧肌肉。

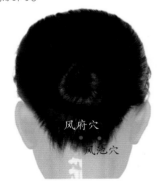
风府穴
风池穴

一用就灵小妙招

1. 将食用米醋 500 ～ 1000 毫升加热至 40℃左右，然后将毛巾浸入米醋中，拧干后做颈部热敷，每次 20 ～ 30 分钟，早晚各 1 次。
2. 在左右手掌背面，第二和第三掌骨间，掌指关节后 0.5 寸处各有一落枕点，用大拇指直立切压此穴约 2 ～ 3 分钟，同时活动颈部，症状会立即消失。
3. 用拇指重按下肢承山穴，至局部酸胀，边按边活动患肢，也可减轻落枕症状。

痔疮

痔是直肠末端黏膜下和肛管皮肤下的直肠静脉丛发生扩大、曲张所形成的柔软静脉团，或肛缘皮肤结缔组织增生或肛管皮下静脉曲张破裂形成的隆起物。便秘、饮酒、吃辛辣食物均可诱发痔疮。根据痔核的位置，痔疮可分为内痔、外痔、混合痔三种。

病因分析

脏腑本虚，兼久坐久立，负重远行；或长期便秘，泻痢日久，临厕久蹲努责；或饮食不节，过食辛辣肥甘，导致脏腑功能失调，风燥湿热下迫，气血瘀滞不行，阻于肛门，发为痔疮。劳倦、胎产等致气血亏虚，摄纳无力，气虚下陷，可致痔核脱出。

主要症状

以便血、痔核脱出、疼痛、瘙痒为主要症状。

简易部位刮痧疗法

刮拭部位 头顶、腰骶部、上肢、下肢

刮拭步骤

1 刮督脉，头顶百会穴，及尾骨端长强穴，以皮肤出痧为度。

2 刮腰骶部脊柱两侧膀胱经，从肾俞穴往下经八髎等穴刮至会阳穴处，以皮肤出痧为度。

3 刮上肢内侧肺经孔最穴及经外奇穴二白穴，以皮肤出痧为度。

4 刮下肢胃经足三里，脾经三阴交，膀胱经承山，以皮肤潮红为度。

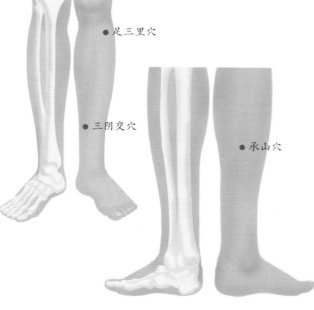

● 足三里穴

● 三阴交穴

● 承山穴

取穴原理

> 百会可升提下陷之气；长强、会阳可疏导肛门局部淤滞之气血；腰骶部膀胱经可通调腑气，清泻下焦湿热；孔最穴有清热止血的作用；二白为治疗痔疮的经验要穴；足太阳膀胱经其别行之脉入于肛门，承山穴可清泻肛肠湿热，消肿止痛，凉血止血；足三里、三阴交健脾胃，益气生提化湿。

泻血法刮痧保健法

1 刺头顶部百会，刺腰背部肾俞、白环俞、长强及腰骶部；刺上肢部孔最，腰部关元，下肢部承山。

2 放痧穴：在舌下龈交穴附近，若发现有米粒大小的小疙瘩，用三棱针挑破，放

出少量血液。当出血时，可轻按经脉上端，以助瘀血排出。

辅助按摩保健法

1 **揉肛周**：首先将肛门洗净，仰卧位，下肢屈曲，把手掌放在臀部一侧，中指微屈，指尖抵压肛门周围，沿肛门做顺时针方向揉摩1周，微用力做左右不停移动，带动肛周皮下组织，可连续揉摩30～50遍。

2 **按长强**：俯卧位，将中指尖按于长强穴处，逐渐用力下压按揉，按压的方向要向尾骨，待肛门周围有感觉时，再慢慢放松，如此反复10～15次；忌用力过大过猛。

3 **摩下腹**：仰卧位，将右手掌放在脐下的腹部，左手放在右手背上，以腕部连同前臂，做缓和协调的环形旋转抚摩1～2分钟，频率掌握在每分钟50～100次。

4 **叩腰骶**：坐位，两手握拳，用拳背的四指指掌关节轻轻叩击腰骶部，从肾俞穴到下胶穴，由轻渐重，特别在八胶穴处重叩，使局部有酸胀感为宜，1～2分钟。

5 **按承山**：盘膝坐位，两手拇指指腹按压两侧承山穴处，力量逐渐加重，一般按揉1～2分钟，使下肢小腿后侧有酸胀感为度。

一用就灵小妙招

1. 将无花果15颗放入砂锅中煮20分钟后，取汤汁倒入盆中，趁热熏洗患处每日3次。

2. 将南瓜子1千克放入砂锅中，加适量水煎煮20分钟后，将汤汁倒入盆中，趁热熏洗肛门，每日3次。

3. 提肛：肛门向上提收。像忍大便的样子，提肛后稍闭一下气不呼，然后配合呼气，全身放松。比较正规的姿势是站立，两手叉腰。但如果不方便，坐着也能做。提肛能有效促进局部血液循环，是预防痔疮非常有效的方法，而且很方便，不受时间、地点的限制。

温馨提示

进行此操作前要严格消毒，防止术后感染。有止血障碍的患者要慎用此法。

腹泻

腹泻是以大便次数增多，粪质稀薄，甚至如水样为临床特征的脾胃肠病证。泄泻一年四季均可发生，夏秋两季较为多见。常见于西医学中的急慢性肠炎、肠结核、肠易激综合征、吸收不良综合征等疾病中。

病因分析

1. 过食寒凉，寒邪伤中，或外感寒湿之邪，困阻脾土，以致脾胃升降失调，清浊不分，水谷杂下而发生泄泻。

2. 饮食所伤或饮食过量，停滞肠胃；或恣食肥甘，湿热内生，致脾胃运化失职，升降失调，清浊不分，而发生泄泻。

3. 情志不顺，肝气郁结，横逆犯脾，脾失健运，升降失职，清浊不分，而成泄泻。

4. 长期饮食不节，致胃纳失职，脾失健运，脾胃升降失司，清浊不分，混杂而下，而成泄泻。

5. 禀赋不足，或年老体弱，久病之后，房室无度，致命门火衰，脾失温煦，运化失职，升降失调，清浊不分，而成泄泻。

主要症状

大便次数增多，粪质清稀，甚至如水样，或完谷不化。常伴有脘腹不适，腹胀、腹痛、肠鸣、食少纳呆等症状。

简易部位刮痧疗法

刮拭部位 背部、腹部、下肢

刮拭步骤

1 先刮背部脊柱两侧膀胱经，由风门穴处向下，经肺俞、脾俞、肝俞、膈俞、肾俞等穴，刮至大肠俞穴处以皮肤出痧为度。

2 刮腹部正中线任脉，从中脘穴往下经气海、关元刮至中极穴处，再刮肚脐两侧胃经天枢穴，以皮肤潮红为度。

3 刮下肢外侧胃经，从足三里穴往下经上巨虚刮至下巨虚处；刮下肢内侧脾经，从阴陵泉往下刮至三阴交穴

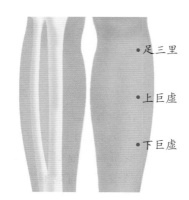

• 足三里

• 上巨虚

• 下巨虚

处；刮踝内侧肾经，从太溪刮至照海穴处，均以皮肤潮红为度。

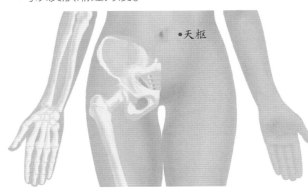

•天枢

取穴原理

> 足太阳膀胱经上背俞穴，可补虚泻实，调节各脏腑的机能；中脘与胃经、脾经诸穴合用可化湿消滞止泻；气海、关元与太溪、照海合用可补益肾气，温阳固摄而止泻。

辨证加减刮痧疗法

1 寒湿泄泻

主要症状

大便清稀，甚则如水样，腹痛肠鸣，得热则舒，脘闷食少。

刮拭穴位 **脾俞、大肠俞、天枢、阴陵泉、三阴交**

刮拭步骤

先刮背部脾俞、大肠俞，再刮腹部天枢，最后刮下肢阴陵泉、三阴交。

刮拭方法

泻法。

2 湿热泄泻

主要症状

腹痛即泻，泻下急迫，粪色黄褐臭秽，肛门灼热，或身热口渴，泻后痛减。

刮拭穴位 **大肠俞、天枢、上巨虚、下巨虚、阴陵泉**

刮拭步骤

先刮背部大肠俞，再刮腹部天枢，最后刮下肢上巨虚、下巨虚、阴陵泉。

刮拭方法

泻法。

3 伤食泄泻

主要症状

脘腹胀满，拒按，嗳腐酸臭，大便臭如败卵，伴有不消化食物，泻后痛减，不思饮食。

刮拭穴位 **大肠俞、天枢、中脘、梁门、上巨虚**

刮拭步骤

先刮背部大肠俞，再刮腹部天枢、中脘、梁门，最后刮下肢上巨虚。

刮拭方法

泻法。

腹胀

腹胀是患者自觉脘腹胀满不适的一种最为常见的肠胃功能性病症，也是多种疾病的伴随症状，如肠梗阻、肿瘤、肝硬化腹水、肠结核、结核性腹膜炎等内外科疾病。

病因分析

1. 情志不舒，气郁不畅，肝气横逆犯胃，胃失和降；或木郁克土，脾失健运，而发为腹胀。
2. 暴饮暴食，食积难消，食停中脘，胃失和降，腹胀乃作。
3. 素体脾虚，或思虑过度，产后失调，致脾胃虚弱，运化失司，而发为腹胀。

主要症状

患者自觉脘腹胀满不适，严重时腹部鼓胀膨隆，伴有呕吐、腹痛、腹泻、嗳气等症状。

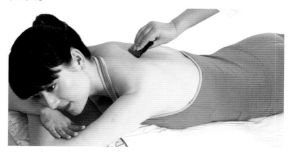

简易部位刮痧疗法

刮拭部位 背部、腹部、下肢

刮拭步骤

1 刮背部脊柱正中督脉，从大椎往下刮至命门穴，以皮肤出痧为度。

2 刮背部脊椎两侧膀胱经，从膈俞往下经肝俞、脾俞等刮至大肠俞，以皮肤出痧为度。

3 刮腹部正中任脉，从上脘往下经中脘、气海等刮至关元穴；刮胃经天枢穴，均以皮肤潮红为度。

4 下肢外侧胃经，从足三里经上、下巨虚刮至丰隆穴处，以皮肤潮红为度；再刮足部肝经太冲穴，以皮肤出痧为度。

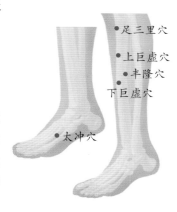

足三里穴
上巨虚穴
丰隆穴
下巨虚穴
太冲穴

取穴原理

督脉为阳脉之海，任脉为阴脉之海，刮之可调一身之阴阳；足太阳膀胱经上背俞穴为五脏六腑之气输注于腰背部的穴位，从膈俞至大肠俞各穴，刮之调节肝、脾、胃、肾、大肠等脏腑的功能；任脉之上脘、中脘、下脘与胃经诸穴合用可健脾胃，助运化，消食导滞；太冲疏肝理气而消胀。

调理脾胃，增强胃肠蠕动的刮痧法

1 先用手按揉肚脐周围，消除紧张情绪。之后在脐下顺时针摩擦或按揉5~10圈。然后在腹部涂抹适量的刮痧油，并用刮痧板抹均匀，继而用刮痧板的长边从肚脐旁开始向下刮，一直刮到会阴部，由内向外依次刮拭小腹部胃经和脾经循行区域，主要从天枢穴刮至归来穴，从大横穴刮至冲门穴，每部位刮拭20~30次，刮完一侧后刮另一侧。

2 面朝下俯卧，再从上向下刮拭脊柱两侧膀胱经，从脾俞、胃俞经肾俞、大肠俞刮至小肠俞，每侧各刮15~20次。然后接着从八髎穴下向左、右斜上方刮拭，沿上、下、中进行刮拭，刮成倒"八"字形，使痧痕成倒三角形为佳。刮拭时力量要逐渐加重。

3 刮完后，在骶后孔处用刮痧板边角进行点压按揉，以提高疗效。刮的时候一定

注意不可刮破皮肤，特别是如果身体比较瘦，或是给老年人刮的时候更应该注意，手法轻柔，必要时可点按这些穴位，次数一般为10~20次，皮肤稍稍泛红出痧为止。

4 之后再翻过身来，仰卧在床上，用直线刮法刮拭小腿外侧胃经循行区域和内侧的脾经循行区域，足三里穴和三阴交穴进行点压法、按揉法，双下肢依次进行，以达到调理脾胃，增强胃肠蠕动的效果。

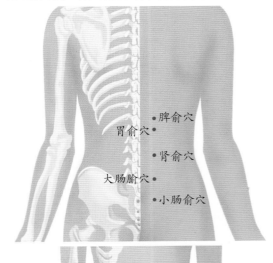

脾俞穴·
胃俞穴·
·肾俞穴
大肠腧穴·
·小肠俞穴

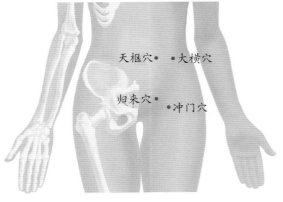

天枢穴·　·大横穴

归来穴·　·冲门穴

便秘

便秘是指由于大肠传导功能失常导致的以大便秘结、排便时间或排便周期延长、虽有便意但大便排出困难为临床特征的病症。健康成人1~2天排便1次，或1天排便2次，如超过48小时不排便且有不适感觉即为便秘。

病因分析

1. 素体阳盛，或热病之后，余热留恋，或肺热下移大肠，或过食辛辣厚味等，导致肠胃积热，损耗津液，肠道失于濡润，粪便干燥，难于排出，而成便秘。

2. 忧愁思虑，抑郁恼怒，或久坐少动、气机不利，均可导致腑气不通，传导失职，糟粕内停，而为便秘。

3. 恣食生冷，外感寒邪，或过服寒凉，导致阴寒内盛，凝滞胃肠，传导失职，糟粕不行，而成便秘。

4. 饮食劳倦，或年老体弱，或久病产后，脾胃虚弱，气血不足，气虚则大肠传导无力，血虚则大肠不荣，而发为便秘。

5. 素体虚弱，阳气虚衰，或过食生冷，苦寒攻伐，耗伤阳气，阳虚则肠道失于温煦，阴寒内结，便下无力，而成便秘。

6. 素体阴虚，或失血夺汗，伤津亡血，或过食辛香燥热，阴血耗损，导致阴亏血少，肠道失润，大便干结，而成便秘。

主要症状

大便排出困难，排便时间或周期延长，粪质干硬排出困难，或粪质并不干硬，但排出困难。常伴有腹胀、腹痛、头晕、便血、痔疮等症状。

简易部位刮痧疗法

刮拭部位 背部、腹部、上肢、下肢

刮拭步骤

1 刮背部脊柱两侧足太阳膀胱经，由膈俞穴处向下，经肝俞、脾俞、胃俞等穴刮至大肠俞处，以皮肤出痧为度。

2 刮腹部胃经天枢穴，脾经腹结、大横穴，以皮肤出痧为度。

3 刮上肢三焦经支沟穴，下肢胃经从足三里刮至上巨虚穴，再刮足部肾经，由太

溪刮至照海穴，以皮肤出痧为度。

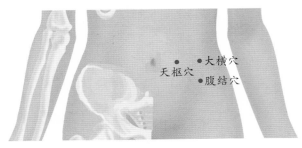

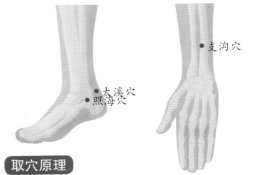

取穴原理

> 足太阳膀胱经上背俞穴为五脏六腑之气输注于腰背部的穴位，刮之可补虚泻实，调节各脏腑的机能；所取胃经、脾经各穴刮之可健脾胃，通调大肠腑气；支沟、照海合用为治疗便秘之经验要穴，支沟调理三焦以通腑气，照海养阴以增液行舟；太溪补益肾气。

辨证加减刮痧疗法

1. 热秘

主要症状

　　大便干结，腹胀腹痛，面红身热，口干口臭，心烦不安，小便短赤。

刮拭穴位　**天枢、曲池、合谷、支沟、照海**

刮拭步骤

　　先刮腹部天枢，再刮上肢曲池、合谷、支沟，最后刮下肢照海。

刮拭方法

　　泻法

取穴原理

> 　　天枢为大肠募穴，可通调大肠腑气；曲池、合谷清泻大肠腑热；支沟、照海合用为治疗便秘之经验要穴。

2. 气秘

主要症状

　　大便秘结，胸胁满闷，腹中胀痛，肠鸣矢气，嗳气频作。

刮拭穴位　**中脘、天枢、支沟、照海、太冲**

刮拭步骤

　　先刮腹部中脘、天枢，再刮上肢支沟，最后刮下肢照海、太冲。

刮拭方法

　　泻法

取穴原理

> 枢通调大肠腑气；支沟、照海为治疗便秘之验穴；中脘、太冲疏调气机。

腰痛

腰痛是以患者自觉腰部一侧或两侧疼痛为主要症状的一类病证。腰痛一年四季都可发生，发病率较高。临床常见于西医学中的风湿性腰痛、腰肌劳损、腰椎病变及部分内脏病变等疾病。

病因分析

1. 居处潮湿，或劳作汗出当风，衣裹冷湿，或冒雨着凉，或劳作于湿热交蒸之处，寒湿、湿热等六淫之邪乘虚入侵，侵袭腰府，造成腰部经脉气血阻滞，不通而痛。
2. 长期从事较重的体力劳动，或长期体位不正，或腰部用力不当，屏气闪挫，跌仆外伤，腰部经络气血阻滞，而生腰痛。
3. 先天禀赋不足，或过度劳累，久病体虚，年老体衰，房事不节，致肾精亏损，腰部脉络失于温煦、濡养而发生腰痛。

主要症状

自觉一侧或两侧腰部疼痛。或痛势绵绵，时作时止；或痛处固定，胀痛不适；或如针刺，按之痛甚。

简易部位刮痧疗法

刮拭部位 背部、下肢

刮拭步骤

1 刮背部脊柱正中督脉，由脊中向下经命门、腰阳关等穴，刮至腰俞处，以皮肤出痧为度。

2 刮背部脊柱两侧膀胱经，由脾俞向下经肾俞、大肠俞等穴，刮至八髎穴处，以皮肤出痧为度。

3 刮下肢后侧膀胱经，由委中穴向下经承山刮至昆仑穴处，以皮肤出痧为度。若

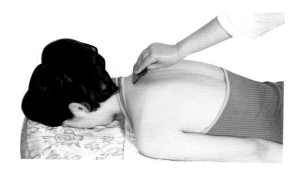

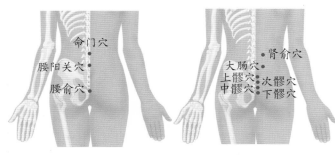

腰痛放射至下肢外侧，则加刮胆经，由环跳往下经风市、阳陵泉、悬钟等穴刮至昆仑穴处，以皮肤出痧为度。

取穴原理

> 督脉、膀胱经循行过腰背处，疏通督脉、膀胱经经脉气血可使通则不痛，肾俞、命门、腰阳关可益肾壮腰；刮胆经腧穴可疏通胆经气血，通经止痛。

椎间盘突出腰痛的刮痧保健法

急性期：病变部位周围的组织处于炎性水肿期。刮痧穴位主要为腰骶部的命门、肾俞、大肠俞以及患肢的环跳、殷门、承扶、风市、阳陵泉、委中、承山、悬钟、昆仑等穴。刮痧时，手法不宜过重，否则易发生水肿。

缓解期：此期病变部位的组织无菌性炎症已减轻，水肿刺激症状已缓解。刮痧取穴侧重于下肢的麻木及感觉减退部位，如阳陵泉、足三里、绝骨、昆仑、解溪、太溪、太冲等穴位。腰部取肾俞、大肠俞、关元、命

门，下肢取环跳、秩边、殷门、承扶、委中、承山等。手法操作时应为中等刺激量、腰及下肢并重的刮拭手法。

恢复期：可平卧休息，腰部功能活动基本正常，腰腿痛症状明显减轻。故治疗时以下肢取穴为主。可用较强的刺激手法，以改善下肢的血液循环，促进下肢感觉功能的恢复。腰部亦可以补的手法刮，以促进腰背肌肉组织的代谢和血液循环。取穴与缓解期相同。

慢性腰肌劳损的刮痧保健法

1 用刮痧板拉长刮背部督脉及两侧膀胱经，重点刮脾俞、命门、肾俞、腰阳关、大肠俞以及腰骶部八髎穴和腰俞等，用泻法刮至出痧。

2 然后刮腰部压痛点，先用补法刮拭，再用泻法加强刺激至出痧。

3 最后刮下肢后侧，重点刮殷门穴、委中穴、承山穴。要循经拉长刮至出痧。

温馨提示

刮痧时让患者暴露治疗部位，按摩者紧握刮痧板与皮肤约成45度角，在需要刮拭的部位（腧穴，皮肤）涂抹刮痧剂，顺经而刮，用力均匀柔和，痛点、腧穴及重点应刮至出痧。3天刮痧1次，5次为1个疗程。

高血压

高血压是一种常见的心血管疾病，可影响重要脏器尤其是心、脑、肾的功能，甚至导致脏器功能衰竭造成患者病残或死亡。高血压病主要是因为阴阳失衡，气血上逆所致，中医学认为头为诸阳之会，因此，刮拭头部能调整脏腑，使阴阳平衡，气血畅通而血压下降。此外，通过刮拭使局部皮肤毛细血管扩张，也是血压下降的原因之一。

病因分析

1. 长期情志抑郁恼怒、肝气郁结、气郁化火、阴液耗伤，肝阳上亢，上扰清空，而发本病。
2. 饮食不节，伤及脾胃，致水液代谢失常，聚湿生痰，痰浊中阻，上蒙清窍，而发病。
3. 房事过度，或老年体衰，肾阴不足，肝失所养，阴虚阳亢，肝阳上亢，而发病。

主要症状

头痛、头晕、头胀、耳鸣、眼花、失眠、心悸、健忘、头部沉重、颈项板紧感。

温馨提示

1. 高血压患者应及时就医治疗，待病情稳定后再采用刮痧治疗。
2. 饮食清淡，低盐饮食，每日人均不超过6克。
3. 保持心情舒畅，戒烟酒，节性欲，劳逸结合。

简易部位刮痧疗法

刮拭部位 头部、背部、上肢、下肢

刮拭步骤

1 刮头部督脉，由头顶百会穴往下经风府等刮至大椎穴，以皮肤出痧为度。

2 刮背部脊柱两侧膀胱经，由天柱穴往下经风门、心俞、膈俞、肝俞等穴刮至肾俞穴处，以皮肤出痧为度。

3 刮足少阳胆经，由颈部风池穴刮至肩背部肩井穴处，再由下肢风市穴经阳陵泉等穴刮至悬钟穴处，以皮肤出痧为度。

4 刮阳明经，先刮上肢手阳明经，由曲池穴经手三里、阳溪刮至合谷穴处；再刮下肢足阳明经，由足三里穴刮至丰隆穴处，以皮肤出痧为度。

5 刮下肢足部肝经太冲穴，以皮肤出痧为度。

最后刮下肢太冲、行间。

刮拭方法

泻法。

取穴原理

百会与肝经相通，可泻诸阳之气，平降肝火；风池平肝风，潜肝阳；曲池泻阳明，理气降压；太冲、行间平肝泻火。

2. 肝肾阴虚

主要症状

腰膝酸软，头目眩晕，耳鸣耳聋，手足心热，口燥咽干等。

刮拭穴位　**太阳、风池、印堂、肩井、足三里、太冲**

刮拭步骤

1 取额部两太阳穴，进行局部平行刮治，以出现痧条为度。

2 取眉中印堂穴、颈项部风池穴，进行按捏，以局部出现潮红或微微紫红为度。

3 取肩部及肩井穴，进行刮治或擦痧，以局部出现充血斑点为度。

4 取足三里、三阴交穴，进行直线刮治，以局部出现充血紫斑为度。

5 取太冲穴刮治，出现充血斑点为度。

刮拭方法

泻法。

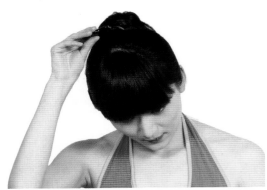
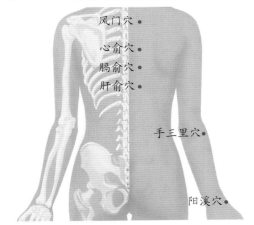

风门穴
心俞穴
膈俞穴
肝俞穴
手三里穴
阳溪穴

辨证加减刮痧疗法

1. 肝火亢盛

主要症状

头痛而胀，眩晕眼花，面红目赤，急躁易怒，少寐多梦，口苦口干，尿赤便秘。

刮拭穴位　**百会、风池、曲池、太冲、行间**

刮拭步骤

先刮头部百会、风池；再刮上肢曲池；

糖尿病

糖尿病是一种常见的代谢内分泌疾病，以多食、多饮、多尿、尿糖及血糖增高为特征。糖尿病对人类健康有极大危害，治疗不当或病程较长的糖尿病患者可出现心脑血管、肾脏、眼及神经系统等的慢性损害，如冠心病、尿道感染、白内障、皮肤瘙痒、手足麻木、坏疽等，并可并发酮症酸中毒等急性并发症，可危及生命。

病因分析

1. 饮食失节，长期过食肥甘厚味，辛辣香燥，损伤脾胃，致脾胃运化失职，积热内蕴，化燥伤津，消谷耗液，发为消渴。

2. 长期抑郁，暴躁易怒，肝气郁结，劳心竭虑，思虑过度等，致郁久化火，火热内燔，消灼肺胃阴津而发为消渴。

3. 劳欲过度，肾精亏损，虚火内生，水火不相既济，致肾虚肺燥胃热，发为消渴。

主要症状

口渴多饮、多食易饥、尿频量多、体重减轻或尿有甜味。

简易部位刮痧疗法

刮拭部位 背部、腹部、上肢、下肢

刮拭步骤

1 刮背部脊柱两侧膀胱经，由肺俞穴向下经心俞、肝俞、脾俞、胃俞、肾俞等刮至三焦俞处，以皮肤出痧为度。

2 刮腹部任脉，由膻中经中脘、水分、气海、关元等刮至中极穴处，以皮肤出痧为度。

3 刮上肢肺经，由尺泽穴处向下经孔最、列缺等刮至太渊穴处，以皮肤出痧为度。

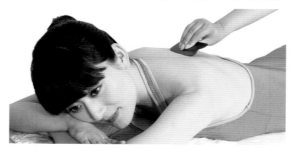

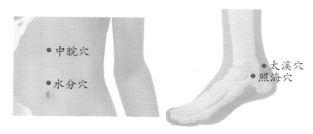

• 中脘穴

• 水分穴

• 太溪穴
• 照海穴

4 刮下肢胃经，由足三里刮至丰隆穴处，再刮足部内庭穴；刮下肢肾经，由太溪刮至照海穴；均以皮肤出痧为度。

取穴原理

　　足太阳膀胱经上背俞穴为五脏六腑之气输注于腰背部的穴位，可补虚泻实，调节各脏腑的机能；刮任脉诸穴以调理三焦气血，气海、关元还可补肾益气；消渴因肺燥、胃热、肾虚所致，故刮肺、胃、肾三经，以清肺热、降胃火、滋肾阴、助脾运。

辨证加减刮痧疗法

1. 肺热津伤

主要症状

　　烦渴多饮，口干舌燥，尿频量多，舌边尖红。

刮拭穴位 肺俞、尺泽、经渠、太渊、鱼际

刮拭步骤

　　先刮背部肺俞，再刮上肢肺经尺泽、经渠、太渊、鱼际。

刮拭方法

　　泻法。

取穴原理

　　肺俞、尺泽、经渠、太渊、鱼际共奏清热润肺、生津止渴之功。

2. 胃热炽盛

主要症状

　　多食易饥，口渴，尿多，形体消瘦，大便干燥，燥热，汗多。

刮拭穴位 脾俞、胃俞、足三里、三阴交、内庭

刮拭步骤

　　先刮背部脾俞、胃俞，再刮下肢足三里、三阴交、内庭。

刮拭方法

　　泻法。

取穴原理

　　脾俞、胃俞、足三里、三阴交、内庭可清胃泻火，和中养阴。

3. 肾阴亏虚

主要症状

　　尿频量多，混浊或尿甜，头晕耳鸣，视物模糊，全身乏力，皮肤干燥，全身瘙痒。

刮拭穴位 肾俞、命门、关元、太溪、照海

刮拭步骤

　　先刮背部肾俞、命门，再刮腹部关元，最后刮下肢太溪、照海。

刮拭方法

　　补法。

心绞痛

心绞痛是冠状动脉供血不足，心肌发生急剧的、短暂的缺血、缺氧所致的病症，劳累、激动、遇寒、饱餐等因素可诱发，发作时突感胸骨后压榨性或窒息性疼痛，可放射至心前区及左上肢内侧等部位，伴有心率加快、出冷汗、呼吸困难等，休息或含服硝酸甘油制剂可迅速缓解。

病因分析

1. 情志抑郁，急躁易怒，郁怒伤肝，以致肝郁气滞，气机不畅，气滞血淤，心脉痹阻，而发为本病。
2. 恣食肥甘厚味，饥饱无常，日久损伤脾胃；或忧思伤脾，脾虚气结；脾胃虚弱则运化失司，酿湿生痰，痰浊痹阻心胸，清阳不展，气机不畅，而成本病。
3. 素体阳虚，胸阳不振，阴寒之邪乘虚而入，寒凝气滞，胸阳不展，血行不畅，而发本病。
4. 年老体虚，肾气亏耗，肾阳虚衰，不能鼓动心阳，致心阳不振，而发本病。

主要症状

突发胸闷、左胸心前区绞痛，心痛、气短，甚至心痛彻背、喘息不得卧。心痛可向左上肢内侧放射，伴有呼吸困难、面色苍白、四肢逆冷等症状。

简易部位刮痧疗法

刮拭部位 背部、胸部、上肢、下肢

刮拭步骤

1 刮背部脊柱两侧膀胱经，由肺俞穴往下经厥阴俞、心俞、肝俞、脾俞等穴，刮至肾俞穴处，以皮肤出痧为度。

2 刮胸前任脉，由天突穴往下经膻中、鸠尾、巨阙等穴，刮至中脘穴处，以皮肤出痧为度。

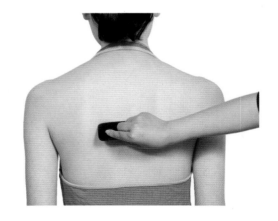

3 在胸部正中线，从上向下刮，两侧从里向外刮，然后刮双手内侧心经和心包经，从心包经的曲泽穴刮至大陵穴，从心经的少海穴刮至神门穴，重点在曲泽穴、内关穴、灵道穴刮拭，内关穴加双侧手指点按；在背部刮督脉，从神道穴到至阳穴、心俞穴到膈俞穴处刮拭，至出痧。最后，再用刮痧板厚边棱角点按头顶的百会穴，升其阳气以助心阳，点按足三里穴以补中气，同时按涌泉穴以补肾固脱。

4 刮下肢外侧胃经，由足三里穴往下刮至丰隆穴处，以皮肤出痧为度。

心绞痛发作时的刮痧疗法

刮拭部位

心绞痛发作时重点刮治至阳穴、双侧心俞穴、膻中穴、双侧内关穴。

刮拭步骤

额中带：额部正中发际内，自神庭穴向

取穴原理

足太阳膀胱经上背俞穴为五脏六腑之气输注于腰背部的穴位，可调节各脏腑的机能，补虚泻实；上述任脉诸穴刮之可宽胸理气，活血通络；心包经、心经与心脏联系密切，可调节心脏气血运行，使通则不痛；胃经足三里、丰隆穴可健脾胃，化痰除湿。

下1寸，左右各旁开0.25寸的条带，属督脉。

额旁1带：额中带外侧、目内眦直上入发际，自眉冲穴向下1寸，左右各旁开0.25寸的条带，属足太阳膀胱经。

辅助按摩保健法

突发心绞痛可先点穴：当心绞痛发作，一时无法找到硝酸甘油等药物时，旁人可用拇指掐患者中指甲根部，让其有明显痛感，亦可一压一放，持续3～5分钟，并急送医院。

自我按摩内关穴、足三里：每晚睡前静坐，排除杂念，做缓、细、匀长的均匀呼吸100次左右，然后用双手食指与中指分别按摩两侧足三里穴5分钟，右手拇指按摩左手内关穴5分钟，左手拇指按摩右侧内关穴5分钟，持之以恒。

一用就灵小妙招

发作时，立即停止活动，舌下含服化硝酸甘油0.3～0.6毫克或复方硝酸甘油1片，在2分钟内即能缓解，青光眼患者忌用。

温馨提示

冠心病、心绞痛发作的病人如果身边有硝酸甘油等药物应及时使用，有条件也应及时就近送医院观察。

肝硬化

肝硬化是以肝脏损害为主要表现的慢性全身性疾病。肝硬化早期经过积极防治后可以逆转或不再进展，而晚期将严重影响患者的生活质量，甚至危及生命。

肝硬化的刮痧疗法，关键就是针对失调的经脉和脏腑进行调整，使其恢复到正常状态。本法注重循经而行，对于脏腑的重点穴位重点刮拭以达到行气活血利水的功效。

病因分析

1. 黄疸日久、感染蛊毒，酒食不节，损伤肝脾，肝喜条达而主疏泄，肝失疏泄，导致肝气郁结，横逆犯脾，使脾失健运，肝脾同病，水湿内停，气血交阻，而成本病。

2. 情志不舒，肝气抑郁，失于疏泄，则气机不利，血脉瘀阻；肝郁横逆犯脾胃，脾失运化，则水湿内停，水瘀互结，阻塞中焦，而成本病。

3. 肝脾长期受病，势必影响及肾，肾阳虚衰则膀胱气化无权，水湿不行而使疾病日益加重。肾阴耗伤，则肝肾阴虚，虚火上炎，而耗血动血，甚则肝肾阴竭，而致神昏惊厥。

主要症状

肝硬化分为肝功能代偿期和肝功能失代偿期，前者症状多较轻，常有食欲缺乏、乏力、腹胀、恶心呕吐、上腹部不适或隐痛、面色萎黄、蜘蛛痣或肝掌等表现。后者为本病的晚期，表现为形体消瘦、疲乏无力、面色灰暗、腹胀腹痛、胃肠道出血、腹壁静脉及脐周静脉曲张，并有腹水形成。

简易部位刮痧疗法

刮拭部位 背部、下肢

刮拭步骤

1 先刮背部脊柱两侧膀胱经，从膈俞往下经肝俞、脾俞、胃俞刮至肾俞，以皮肤

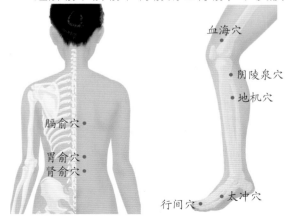

血海穴

阴陵泉穴

地机穴

膈俞穴

胃俞穴

肾俞穴

行间穴

太冲穴

出痧为度。

2 刮下肢胃经，从足三里刮至丰隆穴处；刮下肢脾经，从血海经阴陵泉、地机刮至三阴交，以皮肤出痧为度；刮下肢足部肝经，从行间穴刮至太冲穴，以皮肤出痧为度。

　　肝俞、至阳泄肝经郁热以退黄；阴陵泉、阳陵泉、期门、丘墟健脾疏肝，理气止痛；上脘、阴陵泉健脾化湿，消肿除胀；三阴交养血活血。

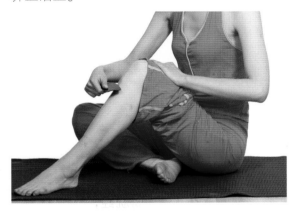

肝硬化刮痧疗法

　　胸胁疼痛伴恶心呕吐者：可选取膻中、气海、内关、中脘穴。每穴轻刮 3 ~ 5 分钟，以皮肤潮红为度，隔日 1 次，7 日为 1 疗程。

　　胁肋部烧灼样疼痛伴发热、大便干结者：可选大肠俞、足三里、阴陵泉、三焦俞穴。每穴刮 3 ~ 5 分钟，间隔一日 1 次，3 ~ 5 次为 1 疗程。

辅助按摩保健法

　　在疾病恢复期，患者可根据病情，适当做保健按摩以健身。

　　肝纤维化肝硬化的患者，主要按摩胸胁部。方法是：右手抬起，肘关节屈曲，手掌尽量上提，以手掌根部着力于腋下，单侧由上而下推测，用力要稳，由轻渐重，推进速度要缓慢和均匀，动作有一定的节律。反复推擦数十次，以温热和舒适为宜。本法有疏肝理气、散结消肿的作用。

　　酒精性肝硬化，主要按摩胸部。用双手自上而下抹胸部，作用力时轻时重。一般开始时轻，中间重，结束时轻，如此反复 30 次。本法有清新宁神，畅通血脉的功用，能加速酒精在肝脏内的代谢分解。

　　宽胸顺气按摩法：患者仰卧，双手五指略分开，形如梳状，从胸正中向两肋侧，分别顺肋骨走向梳理开，要求双手对称，着力和缓。本法主要用于胸肋郁闷，有疏通经络、宽胸顺气等作用。操作中避免搓擦等损及皮肤表面的动作。女性患者不宜用此法。

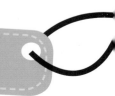

温馨提示
　　肝硬化患者禁刮腹部。

胃痉挛

胃痉挛是指胃肌肉持续收缩造成疼痛，表现为胃痛、呕吐等。胃的器质性病变，如胃炎、胃溃疡、胆汁反流等，以及寒凉、餐后剧烈运动、进食过饱等均可引起胃痉挛。

通过刮痧刺激体表腧穴，活血化瘀，调理胃肠功能，解除胃肠痉挛，使胃肠道食物顺利排除，症状体征消失痊愈。

病因分析

1. 饮食不节，饥饱失常等导致脾胃受损，升降失职，胃气失和，而发为本病。
2. 素体虚弱，又复感外寒，或过食冷饮，寒邪客胃，寒性凝滞，主收引，致胃络不通，胃气失和，而发为本病。
3. 情志失调，肝气郁结，肝气横逆犯胃，致气机郁滞，胃气失于和降而发为本病。

主要症状

突然发作的上腹部剧烈疼痛，严重时患者还会出现脸色苍白、出冷汗、四肢发冷、中上腹出现硬块且不能触摸等症状，常可在 1 ~ 2 小时后自行缓解。

简易部位刮痧疗法

刮拭部位 背部、腹部、上肢、下肢

刮拭步骤

1 先刮背部脊柱两侧膀胱经，从膈俞穴往下经肝俞、脾俞刮至胃俞处，以皮肤出痧为度。

2 刮腹部正中任脉，从上脘经中脘刮至下脘处；再刮腹部胃经，从不容穴经承满、梁门刮至天枢穴，均以皮肤出痧为度。

3 刮上肢心包经内关穴，以皮肤出痧为度。

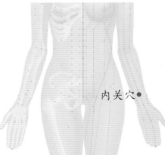

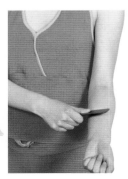

内关穴●

4 刮下肢胃经，从梁丘穴往下经足三里、上巨虚、下巨虚刮至丰隆穴；刮下肢脾经，从阴陵泉刮至三阴交穴；刮下肢足部肝经太冲穴，均以皮肤出痧为度。

取穴原理

　　背部膈俞、肝俞、脾俞、胃俞可行气活血，疏肝健脾；腹部任脉及胃经所刮穴位位邻胃腑，可疏通局部气血，消食导滞，行气止痛；内关、梁丘擅治胃腑急症，可缓急止痛；下肢胃经、脾经所刮穴位共行健脾益胃，使脾升胃降；太冲疏肝行气。

按摩保健法

脏腑按摩法

　　患者取仰卧位，按摩者用食、中、无名指以泄法对巨阙穴、上脘穴、通谷穴点按5分钟，足三里点按3分钟。症状缓解后，双后拇指在剑突下沿肋缘做分推后，双拇指伸直，余指屈曲，将拇指分别置于左右章门穴点按5分钟。然后，患者仰卧，按摩者双手拇指伸开，余指并拢屈曲，双手拇指相对，用左右尺侧鱼际着力于腹中部，掌内侧稍悬拱起，双手拇指伸直呈半圆形顺时针旋转按摩10分钟。患者俯卧，按摩者沉肩，垂肘悬腕，沿膀胱经胃俞穴以掌缘推揉运摩10分钟，并以搓法结束，患者恢复后可闻及肠鸣音。

指压梁丘

　　以指压刺激此穴，朝大腿方向加压时，震动较强，可用大拇指用力地压，微弱的刺激无法止住突然发生的心窝疼痛。这种手法的要诀是：以会痛的力量用力加压。每次压20秒，休息5秒再继续。如此重复几次，疼痛便渐退，效果确实是不可思议。

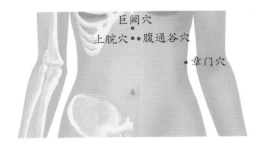

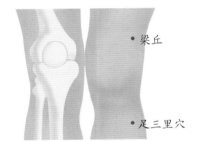

一用就灵小妙招

　　取生大葱，去皮去叶后留葱白及须根，与生姜一同捣烂后加入小米干饭，放入锅内炒热后，再洒上黄酒，翻炒至烫手取出，用布包好，外敷胃区。应注意温度适宜，防止烫伤皮肤，用药后一般立即见效。

肩周炎

肩周炎即肩关节周围炎，是以肩部疼痛和肩关节活动受限为主症的一种常见疾病。临床上多见于 45 岁以上的人群，女性发病率高于男性。

采用循经刮痧疗法可以调血行气，疏通经络，活血化瘀，把阻滞经络的病源祛除于体表，使器官和组织细胞得到营养和氧气，使患部血管扩张，肌肤温度提高，血液循环加快，新陈代谢加速，通则不痛，疼痛自止而病愈。

病因分析

1. 年老体虚，正气不足，营卫渐虚，气血不足，筋失濡养，而发为肩周炎。

2. 肩局部感受风寒，或汗出当风，或睡卧露肩，感受风寒湿邪，经脉拘急，局部气血运行不畅，而发为本病。

3. 习惯偏侧而卧，或慢性劳损，或外伤等导致局部气血运行不畅，气血瘀滞，而发为本病。

主要症状

1. 疼痛，其疼痛性质多为酸痛或钝痛。早期，肩部疼痛剧烈，肿胀明显，疼痛可扩散至同侧颈部和整个上肢。后期，肩部疼痛减轻，但活动障碍显著。

2. 活动障碍，病程愈长，活动障碍愈明显。常不能完成穿衣、洗脸、梳头、触摸对侧肩部等动作。肩关节上举、后伸、内收、外展、内旋动作受限制。

3. 肌萎缩，病程较久者，由于疼痛和废用，出现肩部肌肉广泛性萎缩，以三角肌最为明显，但疼痛明显减轻。

简易部位刮痧疗法

刮拭部位 肩背部、上肢、下肢

刮拭步骤

1 刮手阳明大肠经，由肩部巨骨穴沿上肢外侧前向下经肩髃、臂臑、曲池、手三里等，刮至合谷穴处，以皮肤出痧为度。

2 刮手太阳小肠经，由肩外俞沿上肢外侧后向下经秉风、天宗、肩贞等穴刮至后溪穴处；再刮肩背部足少阳经，从风池穴往下刮至肩井穴，均以皮肤出痧为度。

3 刮下肢足阳明胃经，由足三里穴处沿小腿外侧向下刮至条口穴处；刮下肢足少阳胆经，由阳陵泉向下刮至悬钟穴处，均以皮肤出痧为度。

　　刮痧后配以搓、抖两法松解肩部，并嘱患者主动（或被动）作摇臂、外旋、侧举、后旋及面靠墙患臂伸直摸墙高等活动。

左右尽可能大范围地甩臂；背后拉手，即在背后用健手尽可能向上方、向健侧牵拉患臂；对比爬墙，即患者立于墙边，用患臂爬墙，并留记号对比，力争逐渐增高，直至与健侧等高。

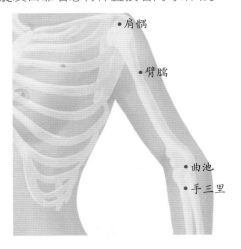

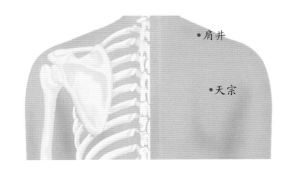

辅助按摩保健法

　　早期的肩周炎，很难在家中自行治疗，必须过了最初的疼痛期之后，进入了关节固定的状态，这时施以指压按摩，就可早日恢复健康。指压肩井、肩髃、天宗三穴，可以有效治疗肩周炎。指压穴道之后，可以顺便按摩肩膀，由肩膀、肩胛的关节到手腕，耐心地揉捏按摩，促进血液循环，减轻肩周炎的疼痛。

　　按摩后，同时辅以功能锻炼法，可以巩固刮痧与按摩的疗效。方法有持重甩臂，即手提 3 ~ 4 千克重物，身体略前倾，前后、

一用就灵小妙招

　　头枕手掌治肩周炎：仰睡在床，伸直双腿，手掌伸到头后之下，手掌心向上，手背朝下，用头紧紧压在手掌中心（哪边痛就压哪边的手掌），每次 20 分钟。坚持 1 周后疼痛就可减轻。

　　拉毛巾防治肩周炎：拿一条长毛巾，两只手各拽一头，分别放在身后，一手在上一手在下，和搓澡一样先上下拉动，再横向拉动，反复进行，每次 15 分钟。刚开始可能活动受到一些限制，应循序渐进，动作由小到大并由慢到快，每天早、中、晚各做一次。

颈椎病

颈椎病是指由于颈椎间盘退变，颈椎椎体骨质增生，韧带等组织的退行性变等刺激和压迫神经根、脊髓和颈部交感神经或影响椎动脉供血所引起的一系列综合证候群。颈椎病多见于中老年人，但近年来随着生活节奏的加快、电脑的普及等，年轻人发病呈急速上升的趋势。

病因分析

1. 中医学认为年老体衰，肝肾不足，气血亏虚，筋骨失养；或伏案久坐，劳损筋肉；或感受外邪，外邪客于经脉，气血不通；或扭挫损伤，气血瘀滞，而发为本病。

2. 西医学认为由于颈椎间盘退变，椎体骨质增生，韧带钙化等病变导致椎间隙变窄，椎间孔缩小，神经根、脊髓、颈部交感神经或椎动脉受到压迫或刺激而致。

主要症状

患者早期常感到颈部僵硬、酸胀、疼痛等不适，可伴有头痛、头晕、恶心、肩背酸痛，并放射至臂部或手指，颈部活动受限。重者可出现手指麻无力，肢体酸软无力，甚至大小便失禁、瘫痪等症。

简易部位刮痧疗法

刮拭部位 颈背部、肩部、上肢、下肢

刮拭步骤

1 刮颈背部脊柱正中督脉，由风府穴向下经大椎，刮至身柱穴处；刮颈背部脊柱两侧膀胱经，由天柱穴处向下经大杼、风门刮至肺俞穴处，均以皮肤出痧为度。

2 刮肩部足少阳胆经，由风池穴刮至肩井穴处，以皮肤出痧为度。

3 刮手阳明大肠经，由肩部巨骨穴沿上肢外侧前向下经肩髃、臂臑、曲池、手三里等，刮至合谷穴处；再刮手太阳小肠经，由小海穴沿上肢外侧后向下经支正、养老等穴刮至后溪穴处，均以皮肤出痧为度。

4 刮下肢胃经，由足三里刮至丰隆；再刮下肢胆经，由阳陵泉刮至悬钟，以皮肤出痧为度。

取穴原理

　　循经刮痧其主要作用为调血行气，疏通经络活血祛瘀，把阻经滞络的病原驱除于体表，使病变器官、细胞得到营养和氧气的补充而发生活化，从而激发人体自然愈病机能。

　　另外，直接刮拭颈肩经穴，可使血管扩张，局部血液循环加快，病变部位温度提高，代谢产物得以排泄，关节周围灶性、缺血性肌节痉挛得以缓解。

　　刮拭督脉、膀胱经、胆经、手三阳经，可以疏通这些经络，活血散瘀，从而使颈部功能恢复正常，使疾病得以迅速康复。

辅助按摩保健法

1 病人取坐位，按摩者用两手掌指着力交替进行揉捏法，先在颈项两侧自上而下，又由下而上往返揉捏2秒，然后在双侧肩背部及患侧上肢揉捏3秒。

2 按摩者掌根在颈肩及痛部的痛点做上下左右按摩3~5秒。

3 按摩者一手臂自后侧置于病人腋下稍向上向外提拉，另一手握住患肢前臂远端向下牵拉放松，反复施术1秒。

4 最后，嘱病人颈部肌肉放松，然后按摩者两前臂尺侧压住病人双肩，两手拇指顶于病人枕骨下后侧凹陷处，余指托住下颌，前臂用掌指逐渐向相反方向适当用力，将头部徐徐向上端提的同时缓缓地晃动头部以理顺经络，活动关节。

5 按摩者站在病人背后或患侧，两手交替捏拿患侧颈部、肩关节、冈上肌、肩胛间肌，反复按体3~5次。

6 医生站在患侧，两手掌指合力，从患肩开始，由上搓到前臂末端反复3~5次。

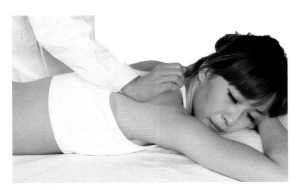

温馨提示

　　运用腕力，力量要适中、均匀，以刮拭部位出现红花朵点或青紫疱块（即出痧）为度。

　　对一些不出痧或出痧较少的患者不可强求出痧。再次刮痧的时间以皮肤上痧退为准，每2~7天刮痧1次。

鼻窦炎

鼻窦炎是一常见病，分急性和慢性两类。慢性鼻窦炎较急性鼻窦炎多见，常继发于急性化脓性鼻窦炎之后，亦有开始即呈慢性者。急性鼻窦炎多发生在一个鼻窦，慢性鼻窦炎则可累及两个以上，甚至一侧或两侧所有的鼻窦。

刮痧还可消除外界对鼻黏膜的不良刺激，改善鼻黏膜的血液循环，从而起到治疗慢性鼻窦炎的作用。

病因分析

1. 风寒外邪，体质虚弱，卫气不固，邪入化热；或感受风热之邪，肺气不宣，失于清肃，邪毒上聚鼻窍而发为本病。

2. 饮食不节，喜肥甘厚味，损伤脾胃，痰浊内生；或素体肺脾气虚，肺气不宣，脾失健运，痰浊内生，阻塞鼻窍而发为本病。

主要症状

急性鼻窦炎可见鼻塞、流涕、头痛、畏寒、发热、食欲不振等症状，慢性鼻窦炎除鼻塞、流涕、头痛等症状外，还可表现为脓涕多、嗅觉障碍、头闷痛或钝痛、头昏、记忆力减退、注意力不集中等症状。

急性鼻窦炎的刮痧疗法

刮拭部位 **鼻腔局部、背部、上肢、下肢**
刮拭步骤

1 刮鼻腔局部印堂、上迎香、迎香，以皮肤潮红为度。

2 刮颈背部脊柱两侧膀胱经，由风门刮至肺俞穴处，以皮肤出痧为度。

3 刮上肢手阳明大肠经，由曲池经手三里、偏历等穴刮至合谷穴处，以皮肤出

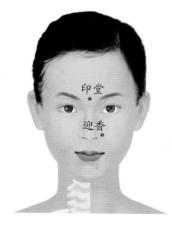

印堂

迎香

痧为度。

4 刮下肢足阳明胃经，由足三里刮至丰隆穴处，以皮肤出痧为度。

慢性鼻窦炎的刮痧疗法

　　取双侧胆俞至脾俞、项丛刮（从耳后刮到脖子）、肩胛环（在肩胛部，以膏肓穴为核心，包括两肩胛骨在内之椭圆形皮区）。患者取正坐位，刮拭胆俞至脾俞、项丛刮、肩胛环，直至挂出痧点。隔 5 日 1 次，最多 3 次。

按摩保健法

　　双足全足按摩，左右各 1 遍，随后在鼻部反射区敏感点定点按摩，此敏感点在趾甲根部偏内侧 0.5cm 处，范围较小，深度较深，用指甲尖或圆珠笔头稍用力才能触到，每按一下，患者都觉鼻腔有股舒通感，一般按压 20 次左右以后，鼻腔即觉麻酥、酸痛，随即阻塞的鼻腔豁然开通，立时感觉能呼吸新鲜空气，此时令患者从鼻腔深吸一口气，往往有一股脓痰从鼻窦部吸到喉部，随即从口腔吐出，整个鼻窦有一股空洞轻松感觉，额窦部胀痛也随之消失，头痛随之清醒，巩固治疗 4 天。

　　自我按摩：用双手十指同时按摩靠近眼内角的鼻梁，由上到下为 1 次，共 80 次。接着，用双手中指同时旋转揉按迎香穴，顺时针方向揉按 50 次，逆时针方向揉按 50 次，鼻腔通气感有所增强。最后，用食指、中指揉按印堂穴，顺时针方向揉按 50 次，逆时针方向揉按 50 次，此时，鼻腔感觉轻松舒适。以上按摩法，早、晚各 1 次，坚持半月后便可见效果。感冒鼻塞不通气时也可用此按摩法。

取穴原理

　　项丛刮位于项部，通过刮痧可以调节大脑功能，有利于睡眠；肩胛环有足太阳膀胱经之心俞分布，刮痧可益气养神、通阳安神；刮痧胆俞至脾俞，既可以除肝胆上炎之火，又可清脾胃之湿热。

一用就灵小妙招

1. 蜂房适量，洗净，撕成块，放入口中嚼烂，吐渣咽液，每日嚼 3 次，每次嚼 6 立方厘米以上。
2. 葱白适量，捣烂取汁，晚上用盐水清洗鼻腔后，以棉球蘸葱汁塞于鼻内，左右交替。
3. 牵牛花适量，捣烂后塞鼻孔内，每日 2～3 次。

足跟痛

在行走或站立时足跟一侧或两侧疼痛，不红不肿，又称脚跟痛。是由于急性或慢性损伤引起的足跟部疼痛，足跟痛是指多种慢性疾患致骨面疼痛的总称，它包括足跟脂肪垫炎或萎缩、跖筋膜炎、跟腱炎、跟骨骨刺等，是一种常见的中老年慢性疾病。

本病治疗颇为棘手，但经穴全息足部刮痧可以缓解症状。

病因分析

1. 中医学认为，年老肝肾亏需，体质虚弱，气血失和，不能濡养跟骨、筋脉，复因风、寒、湿邪侵袭，外伤、劳损等致使气滞血瘀，经络不通而发为本病。

2. 西医学认为，由于暴力、慢性劳损等导致足跟部脂肪纤维垫、滑囊、骨膜、肌腱损伤，及足跟骨质增生等原因，而引起足跟痛。

主要症状

本病轻者站立、走路时足跟疼痛，休息后减轻；重者足跟不敢着地，不能站立或行走。平卧时亦有持续酸胀、灼热性疼痛，疼痛可向前脚掌及小腿后侧扩散。足跟痛包括跖痛和跟底痛。跖痛型表现为跖骨（位于前足跟痛足底附近）头下灼痛，有时可放射至足背或小腿，跖骨头的背、跖两面都有压痛，多因足横弓劳损引起。跟底痛型，表现为行走或站立时跟底部感到疼痛，多为足跟脂肪纤维垫部分消退、急性滑囊炎、跟骨骨刺及平跖足等引起。

简易部位刮痧疗法

刮拭部位 下肢

刮拭步骤

1 刮下肢足少阴肾经，从复溜经太溪、大钟、水泉刮至照海穴，以皮肤出痧为度。

2 刮下肢足太阳膀胱经，从跗阳穴经昆仑、仆参、申脉等穴刮至金门穴，以皮肤出痧为度。

3 刮下肢足少阳胆经，从悬钟经穴刮至丘墟穴处，以皮肤出痧为度。

4 刮下肢足阳明胃经，从足三里经丰隆刮至解溪穴处，以皮肤出痧为度。

自我按摩保健法

1 预备式。取坐位，腰微挺直，双脚平放与肩同宽，左手掌心与右手背重叠，轻轻放在小腹部，双目平视微闭，呼吸调匀，全身放松，静坐1～2分钟。

2 拿捏小腿后侧。患肢平放在健肢膝上，将健侧拇指与其余四指对合用力，从上到下反复拿捏患肢小腿肌肉0.5～1分钟。

功效 柔筋缓急，消肿止痛。

3 按揉承山穴。将拇指指腹按在承山穴上，适当用力按揉0.5～1分钟。

功效 柔筋缓急，通络止痛。

4 捏揉跟骨。患肢平放在健肢膝上，用患侧手固定息肢踝部，健侧拇指与其余四指对合用力捏揉跟骨0.5～1分钟。

功效 益肾壮骨，散瘀止痛。

5 合按昆仑穴、太溪穴。患肢平放在健肢膝上，用健侧手拇指指端、中指指端分别按在太溪穴和昆仑穴上，两指对合用力按压0.5～1分钟。

功效 补肾益精，疏经通络。

6 摇踝关节。患肢平放在健肢膝上，用患侧手固定患肢踝部，健侧手握住患足前掌，适当用力先顺时针、再逆时针摇动踝部0.5～1分钟。

功效 柔筋解痉，滑利关节。

7 捶击痛点。患肢平放在健肢膝上，用软橡皮锤或手半握拳由轻渐重、由重渐轻地敲击患侧足跟最痛点5～10分钟。以有酸胀感为佳。

功效 疏经通络，活血止痛。

　　以上手法可在晚上看电视时进行，它对一般的足跟痛有较好疗效，如配合中药内服、熏洗则疗效更佳。不过，如果是因畸形而引起的足跟痛，应当手术矫形。

一用就灵小妙招

1. 取乌梅适量去核，加入少许醋捣烂，再加入少许盐，搅匀后涂敷在足跟，用纱布外包、胶布固定。每天敷 1 次，连用半个月，能有效缓解足跟痛症状。

2. 用 15～20 克的花椒与 2 升水共煮，然后用煮好的花椒水泡脚 30 分钟即可。花椒辛温发散，坚持每晚用花椒水泡脚 30 分钟左右，再给足部做简单的按摩，可促进足跟局部的血液循环。

3. 锤击法：患者取俯卧位，患肢后屈膝，使小腿与大腿形成 90 度角。术者左手抓住患者足部，右手检查足跟疼痛点，然后用锤子（小铁锤、木锤或者橡胶锤均可，笔者均采用小铁锤进行治疗）进行捶击。先用锤子轻敲其足跟疼痛点周围，然后逐渐加重用力捶击痛点处。捶击后用拇指刮划法，用力刮足跟压痛处。最后用捏揉法捏揉跟腱及小腿后侧肌肉。每 4～5 天治疗 1 次。

扁桃体炎

扁桃体炎分为急性扁桃体炎和慢性扁桃体炎，急性扁桃体炎是腭扁桃体的急性非特异性炎症，常伴有一定程度的咽黏膜及其他咽淋巴组织的炎症，起病急，在季节更替、气温变化时容易发病。慢性扁桃体炎是腭扁桃体隐窝及其实质的慢性炎症，常有急性扁桃体炎发作史。

扁桃体炎的刮痧治疗可重点刮拭肺经和胃经上的特效穴位，一般来说，刮拭 2 ~ 3 次后，症状会明显好转。

病因分析

1. 体质虚弱，卫气不足，风热之邪直接经口鼻入侵，壅结于咽，而为本病。
2. 平素喜肥甘厚味、辛辣之品，损伤脾胃，积热内蕴，复感风邪，风热相搏，气血壅滞，结于咽旁，而发本病。

主要症状

急性扁桃体炎，表现为咽痛，吞咽、讲话或咳嗽时咽痛加重，畏寒，发热，甚至高热、头痛、背部及四肢酸痛，伴有便秘和食欲不振等症状。慢性扁桃体炎常有咽部干燥、灼热、疼痛、发痒、干咳、异物感及口臭等症状，伴头痛、乏力、低热及心、肾、关节等方面的症状，但有的病人也可无自觉症状。

简易部位刮痧疗法

刮拭部位 咽部、背部、上肢、下肢

刮拭步骤

1 先刮咽部廉泉、天突，以皮肤出痧为度。

2 刮背部脊柱正中督脉，从大椎往下刮至身柱；再刮脊柱两侧膀胱经，从风门往下刮至肺俞，均以皮肤出痧为度。

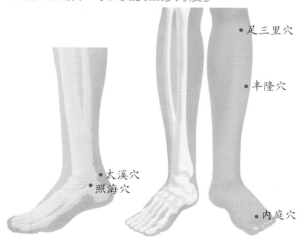

- 足三里穴
- 丰隆穴
- 太溪穴
- 照海穴
- 内庭穴

3 刮上肢内侧前肺经，从尺泽穴往下经列缺、太渊刮至鱼际穴，以皮肤出痧为度。

4 刮下肢外侧胃经，从足三里往下刮至丰隆穴，再刮足部内庭穴；刮下肢肾经，从太溪刮至照海穴，均以皮肤出痧为度。

风热外袭型扁桃体炎的刮痧疗法

主要症状

　　风热外袭型扁桃体炎表现为咽喉红肿疼痛，有干燥灼热感，吞咽不利，伴恶寒发热。

刮拭部位 颈部、前臂、手部

刮拭步骤

1 以泻法先刮胸部正中线，以刮痧板角点刮颈部天突30次，然后刮拭廉泉30次，不宜过重，稍出痧即可。

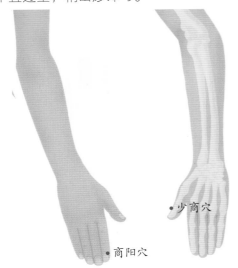

少商穴

商阳穴

2 重刮前臂尺泽穴，至皮肤发红、皮下紫色痧斑痧痕形成为止。

3 刮手部合谷30次，可不出痧，最后放痧少商、商阳。

肺胃实热型扁桃体炎的刮痧疗法

主要症状

　　肺胃实热型扁桃体炎表现为咽喉赤肿疼痛，痛连耳根和颌下，颌有硬结，压痛明显，伴高热、头痛、腹胀、便秘。

刮拭部位 胸部、颈部、前臂、下肢

刮拭步骤

1 先刮拭胸部正中线，以泻法先点刮颈部天突30次，然后刮腹部天枢，用刮痧板角部自上而下刮拭，出痧为度。

2 刮前臂支沟，由上向下刮，用力轻柔，刮30次，以出痧为度。

3 放痧少商，刮下肢丰隆，由上至下，中间不宜停顿，至皮肤发红、皮下紫色痧斑痧痕形成为止。

4 最后重刮足部内庭30次，出痧。

一用就灵小妙招

　　大蒜贴敷合谷穴治疗扁桃体炎：将大蒜（紫皮者佳）捣烂如糊状，敷于双虎口（即合谷穴），时间1~3小时，以局部皮肤发痒为度。

高脂血症

高脂血症是导致动脉粥样硬化的主要因素之一，与高血压、冠心病和脑血管病的发生关系密切。近年来，高脂血症在我国发病率及死亡率有逐年增高的趋势，尤其多见于中老年人，多有家族史及遗传史。

高血脂与脂肪的代谢密不可分，而脂肪的代谢是由肝脏参与的。脾主管消化吸收，因此，经常刮拭肝胆脾这三个脏腑相关的经穴，可使高血脂的各种症状得到缓解。

病因分析

1. 嗜食肥甘或素体脾虚，导致脾失健运，水谷不化，痰浊内生而发为此病。

2. 人老体虚，肾气不足，气血渐亏，无力推动气血正常运行而致血脉瘀滞，血中形成脂浊。

3. 情志不遂，长期抑郁，肝失疏泄，气机不利，气滞则血瘀，气滞则水停，津液与血液运行失常，留而为痰为瘀，阻滞血脉。或肝失疏泄，横逆犯脾，肝脾不调导致阴阳气血失和，痰浊内生，久则痰瘀互阻，阻滞血脉，而发为本病。

主要症状

高脂血症最危险的地方就在于它不易为人们所觉察，其临床表现隐匿，但后果严重，故有"沉默杀手"之称。虽然有一些蛛丝马迹可寻，如隆凸于皮肤的黄色瘤（可分布于眼睑、肌腱、肘、膝、臀或踝部等），但除眼睑扁平黄色瘤易被看到外，其他部位均较隐蔽不易发现，患者多肥胖。

简易部位刮痧疗法

刮拭部位 背部、上肢、下肢

刮拭步骤

1 刮背部脊柱两侧膀胱经，从肺俞经心俞、督俞、肝俞、脾俞刮至胃俞，以皮肤出痧为度。

2 刮上肢外侧前部手阳明大肠经，从曲池经偏历、合谷刮至少商穴，以皮肤出痧为度。

3 刮下肢外侧胃经，从足三里往下刮至丰隆穴；再刮下肢内侧脾经，从阴陵泉刮至三阴交；刮足部肝经太冲穴，均以皮肤出痧为度。

取穴原理

　　足太阳膀胱经上背俞穴为五脏六腑之气输注于腰背部的穴位，刮心俞至胃俞各穴，可行气活血，清利肝胆，健运脾胃；所刮大肠经诸穴可清肠腑，行气血；所刮脾胃经诸穴，刮之可健脾胃，助运化，化痰利湿；太冲疏肝理气。

辅助按摩保健法

1 摩腹：掌摩全腹，顺逆时针各36次。

2 按揉上脘、中脘各1.5~2分钟。

3 按揉建里穴1.5~2分钟。

4 按揉膻中2~5分钟。

5 按揉关元1~2分钟。

6 按揉天枢1.5~2分钟。

7 拇指按揉气海、血海各2~5分钟。

8 拇指点按足三里1.5~2分钟。

9 拇指点按三阴交1.5~3分钟。

10 拇指点按内关、外关各3~5分钟。

11 中指点按肺俞穴1~5分钟，点按心俞2~3分钟。

12 拇指点按膈俞1.5~2分钟。

13 双手点按胆俞1.5~3分钟。

14 拇指点按脾俞1~2分钟。

15 双手拇指点按气海俞2~3分钟。

16 双手掌推法推足太阳膀胱经5~7次。

一用就灵小妙招

　　高血脂的患者，必须要坚持控制营养、适当运动等非药物治疗优先的原则，以保持理想的体重、合理的脂肪比例。再根据心血管病的危险程度，适当加以药物治疗。有些食用或药食两用物品，如鱼油、红曲米、植物固醇、不溶性食物纤维等，都能产生一定的降脂作用，可以坚持食用。

　　适当有规律的运动可有效防止或延缓动脉粥样硬化的发生与发展，有利于高血脂的降低，可减少心血管病的发生危险。

　　运动为什么会有这些好处呢？这可归结为运动能维持一个人健康的体重，有益于血压的控制，有益于人体血管内皮细胞功能的完整性，从而有利于血管的健康。

膝关节痛

膝关节痛除外伤所致外，常见于膝关节周围软组织劳损、慢性风湿性关节炎，以及膝关节骨质增生和良性膝关节炎等。

刮痧，可以对膝关节周围筋络起到活血行气、正本清源的治疗效应。刮痧后皮肤毛细血管扩张、代谢加快，对局部细胞代谢的正性恢复具有良好的刺激作用。

病因分析

体质虚弱，卫气不固，或汗出当风，涉水冒寒，久卧湿地等，致风、寒、湿、热之邪乘虚侵入机体，痹阻关节肌肉经络，致气血痹阻不通，而发为本病。

主要症状

膝关节及其周围部位疼痛、麻木、重着、屈伸不利，甚至膝关节肿大灼热，走路或上下楼梯时疼痛加剧，或放射至腘窝、小腿等部位，疼痛还导致膝关节的活动范围受限制。

简易部位刮痧疗法

刮拭部位 膝部、下肢

刮拭步骤

1 刮膝部局部穴位，刮鹤顶、梁丘、血海、内、外膝眼、膝阳关、委中各穴，以皮肤出痧为度。

2 刮下肢足阳明胃经，从足三里刮至丰隆穴；刮下肢足少阳胆经，从阳陵泉刮至悬钟；刮下肢足太阴脾经，从阳陵泉刮至三阴交，均以皮肤出痧为度。

取穴原理

鹤顶、梁丘、血海、内、外膝眼、膝阳关、委中各穴位于膝关节局部，可疏通局部经络气血，使通则不痛；足三里、丰隆可健脾胃，化痰湿，化生气血；阳陵泉为筋会，可通利筋节，舒筋活络；悬钟为髓会，生髓健骨；阴陵泉、三阴交健脾除湿，以通经止痛。

辨证加减刮痧疗法

1. 行痹

主要症状

膝关节、肌肉酸痛，痛处游走不定，以寒痛为多，亦可轻微热痛，或见恶风寒。

刮拭穴位 膈俞，血海，内、外膝眼，梁丘，鹤顶

刮拭步骤

先刮背部膈俞，再刮膝部血海，内、外膝眼，梁丘，鹤顶。

刮拭方法

泻法。

2. 痛痹

主要症状

膝关节疼痛较剧，痛处多固定，甚至膝关节不可屈伸，遇冷痛甚，得热则减，亦可游走，皮色不红，触之不热。

刮拭穴位 肾俞、命门、关元、气海、膝阳关、内外膝眼

刮拭步骤

先刮腰背部肾俞、命门，再刮腹部关元、气海，最后刮膝部膝阳关、内外膝眼。

刮拭方法

平补平泻。

取穴原理

膈俞、血海可活血调血，血行而风自灭；内、外膝眼、梁丘、鹤顶可疏通局部经络气血，使通则不痛。

3. 着痹

主要症状

膝关节疼痛重着、酸楚，或肿胀，痛有定处，肌肤麻木，手足困重，活动不便。

刮拭穴位 脾俞、阴陵泉、足三里、三阴交、梁丘、内外膝眼

刮拭步骤

先刮背部脾俞，再刮膝部梁丘、内外膝眼，最后刮小腿足三里、三阴交。

刮拭方法

泻法。

4. 热痹

主要症状

膝关节疼痛剧烈，痛处灼热红肿，得冷则缓，筋脉拘急，日轻夜重，伴有发热、口渴、烦闷不安等症状。

刮拭穴位 大椎、曲池、血海、内外膝眼、鹤顶

刮拭步骤

先刮颈背部大椎，上肢曲池，再刮膝部血海、内外膝眼、鹤顶。

刮拭方法

泻法。

慢性胃炎

慢性胃炎系指胃黏膜非特异性慢性炎症，是临床常见病和多发病，其发病率在各种胃病中居首位。炎症病变表浅，局限在胃黏膜表面，不超过三分之一者，称为慢性浅表性胃炎；而炎症病变波及胃黏膜的全层，并伴有胃腺体萎缩者，则称为慢性萎缩性胃炎。

病因分析

1. 长期情志不遂，急躁易怒，致肝气郁结，肝气犯脾，脾失健运，胃脘失和，而发为本病。

2. 饮食不节，饥饱失常、饮食过冷或过热、过粗糙坚硬，喜食辛辣刺激性食物，长期、大量地饮酒和吸烟，饮浓茶、咖啡等，使脾胃受损，脾胃虚弱而运化水湿、水谷无力，导致食积胃脘，湿阻中焦，而发为本病；或胃中积热耗伤胃津，胃脘失和，而发为本病。

3. 过食寒凉，寒邪伤中，或外感寒湿之邪，困阻脾土，以致脾胃升降失调，而发为本病。

主要症状

持续性上腹部疼痛和饱胀、烧灼感，进食后症状加重。伴有嗳气、反酸、恶心、呕吐、食欲不振、进食易饱等症状，常反复发作。

简易部位刮痧疗法

刮拭部位 背部、腹部、上肢、下肢

刮拭步骤

1 刮背部脊柱两侧膀胱经，从膈俞穴往下经肝俞、脾俞刮至胃俞处，以皮肤出痧为度。

2 刮腹部正中任脉，从上脘经中脘刮至下脘处；再刮腹部胃经天枢穴，均以皮肤出痧为度。

3 刮上肢心包经内关穴，以皮肤出痧为度。

4 刮下肢胃经，从足三里往下经上巨虚、下巨虚刮至丰隆穴；刮下肢脾经，从阴陵泉刮至三阴交；刮下肢足部肝经太冲穴，均以皮肤出痧为度。

辨证加减刮痧疗法

1. 脾胃虚弱

主要症状

胃脘痞满胀痛，食欲不振，食后腹胀，倦怠乏力。

刮拭穴位　脾俞、胃俞、中脘、内关、足三里、公孙

刮拭步骤

先刮背部脾俞、胃俞，再刮腹部中脘，上肢内关，最后刮下肢足三里、公孙。

刮拭方法

补法。

2. 寒邪犯胃

主要症状

胃脘隐隐作痛，喜温喜按，遇寒加重，得暖则轻，大便稀溏，四肢清冷，神疲乏力。

刮拭穴位　脾俞、胃俞、中脘、气海、关元、足三里

刮拭步骤

先刮背部脾俞、胃俞，再刮腹部中脘、气海、关元，最后刮下肢足三里。

刮拭方法

平补平泻。

3. 肝气犯胃

主要症状

胃脘及胁肋部胀痛，嗳气频繁，嗳气或排气后症状减轻，或伴有心烦易怒、胸闷善太息等症状。

刮拭穴位　肝俞、脾俞、胃俞、中脘、期门、太冲

刮拭步骤

先刮背部肝俞、脾俞、胃俞，再刮胸胁期门，腹部中脘，最后刮下肢足部太冲。

刮拭方法

平补平泻。

4. 食滞伤胃

主要症状

胃脘胀满疼痛，恶心呕吐，嗳腐吞酸，大便秘结或有腐败酸臭味。

刮拭穴位　梁门、滑肉门、建里、中脘、天枢、足三里

刮拭步骤

先刮腹部梁门、滑肉门、建里、中脘、天枢，最后刮下肢足三里。

刮拭方法

泻法。

神经性皮炎

神经性皮炎是一种常见的慢性皮肤神经功能障碍性皮肤病。其特点是皮肤有局限性苔藓样改变和阵发性瘙痒。根据皮损范围大小，分为局限性神经性皮炎和播散性神经性皮炎。

刮痧对于神经性皮炎有较显著的疗效。刮痧疗法之所以能够有效地控制瘙痒症状，与其调节大脑皮质的正常功能、调节紊乱的神经功能等作用密切相关。

病因分析

1. 长期情志不遂，致肝气郁结，郁而化火，耗血伤阴，血虚化燥生风，肌肤失去濡养而发病。
2. 体质素虚，风热外袭，蕴阻肌肤而发为本病。
3. 精神因素、刺激性食物、局部摩擦刺激、消化系统疾病、内分泌障碍均与其发生有关。

主要症状

神经性皮炎多表现为剧烈瘙痒，以皮肤肥厚、表面有少量的皮屑、皮沟加深而形成苔藓样病变和阵发性瘙痒为特征，夜间及安静时瘙痒加重。

皮损好发于颈项部、四肢伸侧，尤其是肘、膝及踝部背侧、骶尾部，亦可发生于外阴及头皮部，常为对称性。

容易因抓破而感染，局部发生脓肿、毛囊炎，严重者甚至发生丹毒。每于工作紧张、睡眠不好时，病情加重；休息得好、放松时病情就会缓解。

简易部位刮痧疗法

刮拭部位 颈部、背部、上肢、下肢

刮拭步骤

1 刮颈部胆经风池穴，及背部正中线督脉大椎穴，均以皮肤出痧为度。

2 刮背部脊柱两侧膀胱经，由风门经肺俞、膈俞刮至肝俞穴处，以皮肤出痧为度。

3 刮上肢外侧前大肠经，由肘外侧曲池穴处向下经偏历穴刮至合谷穴处，以皮肤潮红为度。

4 刮下肢外侧脾经，从阴陵泉刮至三阴交，以皮肤潮红为度。

按摩保健法

1 以双手拇指、食指指腹依次按压百会、神庭、攒竹、率谷、风池，至局部有酸麻胀感，每穴持续5分钟，中间休息1~3分钟，再按压5分钟。

2 用双手食指、中指指腹按压双侧顶颞后斜线、枕上正中线各10分钟。

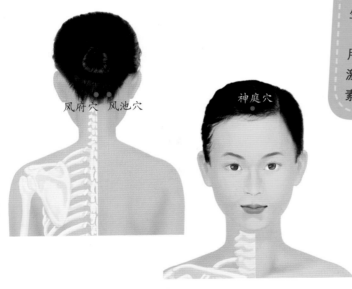

风府穴　风池穴

神庭穴

温馨提示

由于神经性皮炎与精神性因素密切相关，比如工作压力大、心情不好等主观因素会引起症状明显加重，因此，对待这种疾病的起因与诱发，医生是不可能有绝好办法的，综合性治疗如健康的生活行为和生活方式才是真正解决问题的关键。

有神经衰弱症状和瘙痒剧烈者，可应用镇静剂和抗组胺药以及普鲁卡因或皮质激素作为局部皮下封闭；局部外搽皮质激素霜剂等止痒药物，如小范围的可贴肤疾宁。

一用就灵小妙招

1. 蒜瓣、米醋各适量，将新鲜蒜瓣洗净捣烂，用纱布包扎浸于米醋内，2~3小时后取出用此包擦洗患处。每日2次，每次10~20分钟。

2. 米醋、鸡蛋，将数枚鸡蛋浸于醋罐内密封，半月后取出，将鸡蛋打破，把蛋清、蛋黄搅匀贮于瓶内备用。每日数次涂擦患部，稍干再涂。

3. 黄柏30克，研细末，鸦胆子12克，煎浓汁，用黄柏粉调和，外敷患处。每天2次。

肥胖症

人体的身高和体重之间有一定的比例。如果因为脂肪增多使体重过重，超过标准体重 20% 时，就称为肥胖症。肥胖症可诱发动脉硬化、冠心病、糖尿病、胆石症、脂肪肝等，对健康和长寿常会带来严重影响。中医认为，本病乃因脾肾阳虚、痰湿不化所致。故有"瘦人火，肥人多痰湿、多气虚"之说。

单纯性肥胖的刮痧保健法

1 采用泻法，在背部脾俞、胃俞、肾俞和下肢部丰隆等各穴位上均匀涂抹红花油，脾俞、胃俞和肾俞采用平刮法，丰隆采用斜刮法，以上各穴以刮出出血点为度。

2 腹部关元和中脘采用拇指揉法，可以配合点按片刻以增加疗效。

3 患者俯卧位由点面线制造的刮痧板依次沿督脉、华佗夹脊、膀胱经，也就是心肺区、脾胃区、生殖泌尿系统，由上向下刮推至长强，脂肪厚积处要多刮，反复刮推。

4 取仰卧位，依次刮推手阳明大肠经、手少阳三焦经、手太阳小肠经，由上至下分刮，手法要轻柔均匀，以患者能接受为主。腹部先任脉依次刮推少阴肾经、胃经、脾经等，再由剑突沿肋弓刮至带脉，手法要柔和有力渗透。

5 点按膻中、中脘、水分、大横、天枢、气冲、足三里、丰隆、上巨虚、下巨虚等穴，每穴点1秒，要点按至有酸、胀、麻感为度。分前后两面，每次刮1面，每日1次，15次为1个疗程，连续治疗2个疗程。

继发性肥胖的刮痧保健法

继发于某些疾病，如：肿瘤、甲状腺功能减退症、性腺功能减退症等基础上的肥胖症称为继发性肥胖症。一般以为，继发性肥胖的刮痧治疗不如单纯性肥胖易治。因继发性肥胖的刮痧治疗过于复杂，一般刮痧治疗应排除继发性肥胖后再进行刮痧治疗。

辅助按摩保健法

1. 肠湿热型：

症状：肥胖多食、善饥、口干舌燥、多饮、怕热多汗、小便短赤、大便干结、舌红苔黄、脉数或滑。

按摩方法：用一指禅手法对内庭、天枢、上巨虚、下巨虚、脾俞、大肠俞等重点穴位进和点揉，使用按摩手法刺激相应的穴位，能够抑制胃肠的蠕动，并有抑制胃酸分泌的作用，从而减轻饥饿感，达到减肥的目的。

2. 脾虚湿阻型：

症状：肥胖，纳少乏力，肢体困重，腹胀便溏，尿少肢肿，舌淡体胖，苔薄或腻，脉细或弱。

按摩方法：用一指禅手法对脾俞、内关、足三里、中脘、太白等重点穴位进行点揉，从而达到健脾除湿的效果。

3. 肝气郁结型

症状：肥胖，性情急躁，胸胁胀满，月经不调，闭经，舌苔薄白，舌质暗红，脉细或弦。

按摩方法：用一指禅手法对肝俞、胆俞、三阴交、太冲、照海、太溪、阳陵泉等重点穴位进行点揉，从而达到疏肝理气的效果。

4. 痰湿困脾型

症状：肥胖，头晕，头重如裹蒙，胸脘痞闷纳少，多寐，身肿肢肿，苔白腻，脉滑和濡。

按摩方法：

1. 用一指禅手法对太白、丰隆、胃俞、阳陵泉、脾俞、内关等重点穴位进行点揉，从而达到祛湿化痰的效果。

腹部由内而外顺时针推揉 5 ~ 10 圈，最后着重在左侧脐下脾胃经路线上向下推揉。

2. 反向推揉脐上脾胃经路线。运三脘，开三门，提拿上腹部。

3. 揉点天枢 2 ~ 3 分钟，轻摩腹部结束。

以上各类型除对相应的穴位进行点揉外，还需配合手法按摩。按摩手法是：先按摩颈背、臀部，再按摩胸腹部，后按摩四肢，以揉、按、捶、拨、点为主，按摩部位要分轻重，按摩时间每次一般为 1 个小时，每日或隔日按摩 1 次，20 次为 1 个疗程，若坚持 1 个疗程可减 4 ~ 6 公斤。中医按摩减肥能对不同患者对证治疗，从根本上消除肥胖产生的根源。

温馨提示

1. 按摩一般从上到下，按头、面、上肢、胸、腹、背、腰、下肢、脚的顺序进行。

2. 穴位的位置尽量准确，但不用太苛刻。集中精力比找准穴位更重要。

皮肤瘙痒症

皮肤瘙痒症是指无原发性皮肤损害，只有皮肤瘙痒的一种皮肤病。常见于各种皮肤疾病，以及食物过敏、药物过敏、经前隐疹、妊娠风疹、阴痒等病。

中医在皮肤瘙痒症的治疗上多针对风、寒、热、湿邪或血虚体质，采用祛风除湿、清热、补虚、止痒等原则，以求治本。刮痧疗法、按摩疗法、拔罐疗法等都对皮肤瘙痒症有显著的疗效。

病因分析

1. 体质素虚，卫外不固，风寒、风热之邪客于肌表，风善行而数变，寒性收引凝滞，热为阳邪，火者热之盛，火性炎上，而发为本病。
2. 饮食不节，过食肥甘厚味，致脾胃运化失职，湿热内生，肠胃湿热郁于肌肤，而发为本病。
3. 久病或年老血虚，气血不足，虚风内生，或血虚不能滋养润泽肌肤，而发为本病。
4. 情志不舒，长期抑郁，致肝气郁结，肝风内生，而发本病。

主要症状

全身或局限性剧烈瘙痒，瘙痒见于全身或局限于肛门、阴囊或外阴部。阵发性剧烈瘙痒，常在夜间加重，病人常用手抓挠不止。可因抓挠过度而发生抓痕、血痕，日久可出现湿疹化、苔藓样变及色素沉着。

简易部位刮痧疗法

刮拭部位 颈部、背部、上肢、下肢

刮拭步骤

1 先刮颈部胆经风池穴，再刮背部脊柱正中督脉大椎穴，背部脊柱两侧膀胱经，从风门穴经肺俞、膈俞、肝俞、脾俞、胃俞刮至肾俞，均以皮肤出痧为度。

2 刮上肢手阳明大肠经，从曲池穴往下刮至合谷穴，以皮肤出痧为度。

3 刮下肢足太阴脾经，从血海往下经阴陵泉刮至三阴交穴；刮足阳明胃经，从足三里刮至丰隆穴；刮足少阴肾经，从太溪刮至照海穴；最后刮足厥阴肝经太冲穴，均以皮肤出痧为度。

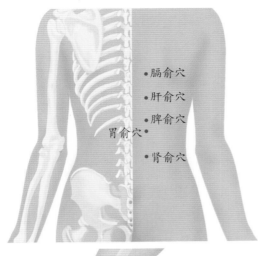

膈俞穴
肝俞穴
脾俞穴
胃俞穴
肾俞穴

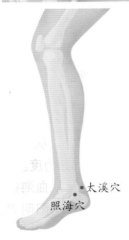

太溪穴
照海穴

辅助按摩保健法

运用子午流注推拿法，在申、酉时间段开穴治疗。运用补法点按并推至阴、复溜、通谷、阴谷、京骨、太溪以补其虚；运用泻法点按束骨、涌泉，采用反推以泻其实。

取穴原理

中医刮痧是中医外治法之一。根据中医理论："见风先治血，血行风自灭。""膈俞穴"为八会穴之血会，诸血病者，皆可取之；"血海穴"为补血祛风止痒的要穴；"曲池穴"为手阳明大肠穴，肺与大肠相表里，肺主皮毛，故曲池有泻热祛风、疗肌解表的功能；"三阴交穴"为足三阴经交会穴，有调理诸阴经气血，祛湿止痒的功效；"神门穴"宁心安神、通络止痒；"太阳膀胱经"主表、"督脉"总督一身之阳气。这些穴位都有解表扶正、祛风止痒的功效，相配得当，则人体气血充盛、邪毒外发、表里调和，瘙痒自止。

一用就灵小妙招

1. 将生甘草30克、蛇床子30克，加入适量清水煎煮，煎2遍后和匀，去渣取汁浓缩成200毫升，瓶装备用。同时涂局部，每日2次。
2. 取苦参100克，加入食用白醋适量，浸泡5天即成。每日洗浴时，加入苦参醋液50毫升于浴水中洗浴，或用棉签蘸药液外搽瘙痒处，每日2～3次。

慢性支气管炎

慢性支气管炎是气管、支气管黏膜及其周围组织的慢性非特异性炎症。临床上以咳嗽、咳痰或伴有气喘等反复发作为主要症状，每年持续3个月，连续两年以上。早期症状轻微，多于冬季发作，春夏缓解。晚期因炎症加重，症状可常年存在。病情呈缓慢进行性进展，常并发阻塞性肺气肿，严重者常发生肺动脉高压，甚至肺源性心脏病。

病因分析

1. 正气不足，冬春季节寒冷或气候突变之时，外邪从口鼻而入或侵袭皮毛，内舍于肺，肺气不宣，肃降失调，引起咳嗽。如咳嗽迁延不愈，久咳伤肺，肺气上逆，卫外不固，反复发作，脾肾收损，而逐渐形成本病。

2. 饮食不节，脾胃受损，脾失健运，水湿留阻，痰引内聚，留滞肺络，阻塞气道，而发本病。

3. 肺为气之主，肾为气之根，肺病经久不愈，必累及肾，肾不纳气，而发本病。

主要症状

咳嗽、咳痰为慢性支气管炎的主要症状，症状可常年存在。初起大多病轻，咳嗽，咳痰，痰白黏泡沫样，不易咳出，继发感染时则高热，寒战，咳嗽加剧，痰量增多，白黏或黄脓样，有部分过敏体质的病人在慢性支气管炎加重时，可出现喘息、哮鸣音，甚至不能平卧。

简易部位刮痧疗法

刮拭部位 背部、胸部、上肢、下肢
刮拭步骤

1 先刮背部定喘穴，再刮背部脊柱两侧膀胱经，从风门穴经肺俞、膈俞、肝俞、脾俞、胃俞刮至肾俞，均以皮肤出痧为度。

2 刮上肢手太阴肺经，从尺泽穴往下经孔最、列缺、太渊刮至鱼际穴，以皮肤潮红为度。

3 刮下肢足太阴脾经，从阴陵泉刮至三阴交穴；刮足阳明胃经，从足三里刮至丰隆穴；刮足少阴肾经，从太溪刮至照海穴；均以皮肤出痧为度。

辅助按摩保健法

捏脊法：用拇指桡侧缘顶住皮肤，食、中两指前按，三指同时用力捏拿皮肤，双手交替捻动向前或示指屈曲，用食指中节桡侧顶住皮肤，拇指前按，双指同时用力捏拿皮肤，双手交替捻动向前，沿着脊柱两侧从尾椎长强穴到第7颈椎的大椎穴，每提捏6遍为施术1次，每次治疗需连续施术3次，每日治疗1次，15次为1个疗程；再用顺时针方向揉按膻中穴。

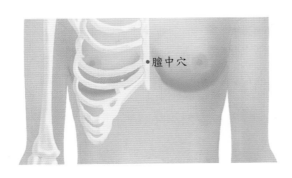

根据患者不同症状，从苔脉辨其阴阳虚实。

实证的慢性支气管炎表现为咳喘痰黏，咯痰不爽，食少，苔黄腻，脉滑数，加双侧尺泽、阴谷穴。

虚证的支气管炎则表现为喘促气短，气怯声低，动则气喘，舌淡苔红，脉沉细，加双侧太渊、太白穴；痰多加双侧丰隆穴。

脾胃虚弱加双侧足三里穴。每日1次，15次为1个疗程。

温馨提示

平日应注意局部保暖，避免风寒等外邪侵袭，保持正确睡姿，选择高低适中的枕头。

一用就灵小妙招

1. 坚持耐寒锻炼：其方法是从春季开始，先用手摩擦头面部及上下肢暴露部分，每日数次，每次数分钟，到皮肤微红为止；夏天用凉水毛巾，拧干后做全身摩擦，每日1~2次，并用手捧凉水冲洗鼻腔；秋后用冷水洗脸、擦身，或冷水浴，要持之以恒。

2. 练习呼吸保健操：因为进行深呼吸运动，不仅对呼吸肌是一种锻炼，还可改变肺内压力的变化，迫使肺泡内残气的排出，增加换气量，同时对肺泡组织的弹力恢复也非常有利。地点以湖边、树林、公园为好。

3. 取苦参100克，加入食用白醋适量，浸泡5天即成。每日洗浴时，加入苦参醋液50毫升于浴水中洗浴，或用棉签蘸药液外搽瘙痒处，每日2~3次。

老年性白内障

老年性白内障是后天性白内障中最常见的一种，多发生在 50 岁以上的老人，女性多于男性。多为双眼发病，一般是一先一后。根据混浊发生的部位，老年性白内障可分为核性及皮质性，晶状体完全混浊需要数月或数年，也可停止于任何时期。

病因分析

1. 年老体虚或久病不愈，致肝肾亏虚，肝肾精血不足，则目窍失养，而发为本病。
2. 饮食不节，损伤脾胃，致脾胃虚弱，脾虚不运，脏腑精气不足，不能上贯于目，晶珠失养，渐变混浊，而发为本病；或湿热内生，上攻头目而发为本病。
3. 平素性情急躁易怒，抑郁不舒，致肝气郁结化火，肝热上扰，循经上攻头目，而发为本病。

主要症状

白内障的主要症状是视力减退，视物模糊。早期有视物模糊、色调改变、怕光、眼前黑点、复视、晶状体性近视等；晚期则视力下降，最后只能在眼前辨别手指或仅剩下一点光感。

简易部位刮痧疗法

刮拭部位 眼部、颈背部、下肢

刮拭步骤

1 先刮眼周局部穴位，睛明、攒竹、鱼腰、丝竹空、瞳子髎、球后、承泣、四白等穴，以皮肤潮红为度。

2 刮颈部足少阳胆经风池穴；大肠经的合谷穴。

3 刮背部脊柱两侧足太阳膀胱经，从肝俞经脾俞、胃俞刮至肾俞穴，均以皮肤出痧为度。

4 刮下肢足阳明胃经足三里穴；足少阳胆经光明穴；足少阴肾经，从太溪刮至照海穴；均以皮肤出痧为度。

温馨提示

刮痧治疗时手法宜轻，多用补法，可按疗程坚持治疗，也可配合耳压、针灸、推拿等方法治疗。

辅助按摩保健法

　　要心平气和，全身放松。具体步骤如下：

1 先以食指或中指点按攒竹、丝竹空穴，各点按108次。

2 以食指点按睛明穴，左手按左边；右手按右边，各点按108次。

3 以拇指和食指捏耳垂正中，左手捏左边；右手捏右边，各捏108次。

4 以食指点按光明穴，左手按左边；右手按右边，各点按108次。

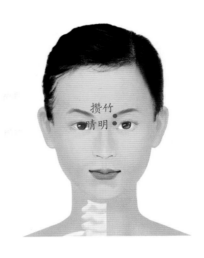

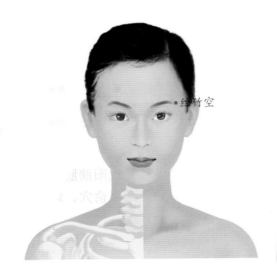

温馨提示

　　预防白内障要适当增加饮水量及饮茶。老年人体内一旦缺少水分，很容易引起体液正常代谢的紊乱，也易产生某些异常的化学物质，对晶状体造成损害。因此，老人即使不感觉口渴，每天也必须多喝些白开水，尤其是在热天大量出汗或发生呕吐、腹泻时，更应及时补充水分。茶叶含鞣酸，在体内分解后可产生抗氧化反应的物质，因此，适量饮茶对晶状体具有一定的保护作用。

一用就灵小妙招

　　耳穴压丸贴敷：取肝、肾、眼、目1、目2，王不留行子贴敷按压，每次只贴一侧耳朵，两侧耳朵交替轮换贴压，令患者自行按压，每日3～4次。每周两次。

化脓性中耳炎

化脓性中耳炎是由细菌感染所致的中耳的化脓性病变，主要表现为耳流脓、听力下降等，分急性和慢性两种。如果治疗不当，一旦病变侵犯内耳和颅内时，可出现严重的眩晕、头痛和高热等症状，甚至可出现危及生命的脑膜炎、脑脓肿、脑疝等一系列严重的并发症。

病因分析

1. 体质虚弱，卫气不足，风热邪毒侵袭，致风热蕴肺或风寒郁而化热，热邪循经入耳，发为本病。

2. 平素情志抑郁，肝失疏泄，肝气郁结化热，或胆经郁热，循经入耳，发为本病。

3. 平素过食肥甘厚味，致脾胃受损，或思虑过度，暗伤脾胃，致脾胃运化失职，水湿内停或湿热内蕴，循经上犯，停聚耳内，发为本病。

4. 年老体虚，先天不足或房室过度，致肝肾亏虚，精髓不足以养耳，而发为本病。

主要症状

急性化脓性中耳炎起病急骤，突然发热，耳内剧烈疼痛，还可能伴有耳聋和耳鸣，外耳道流出脓性分泌物，一般流脓后体温逐渐恢复正常，耳痛减轻。慢性中耳炎患者耳朵可持续流脓达3个月以上，轻者脓液清稀或黏稠，无臭味，重者脓汁灰黑或带血，有恶臭味，耳聋多为传导性耳聋，严重者可见有眩晕、呕吐、面神经麻痹、头痛，以至寒战高热等症状。

简易部位刮痧疗法

刮拭部位 **耳部、背部、上肢、下肢**

刮拭步骤

1 先刮耳周穴位，刮耳前从耳门经听宫刮至听会；刮耳后风池、翳风，均以皮肤潮红为度。

2 刮背部脊柱两侧足太阳膀胱经，从肝俞经脾俞、胃俞刮至肾俞穴，均以皮肤出痧为度。

3 刮上肢手少阳三焦经中渚穴，以皮肤潮红为度。

4 刮下肢足阳明胃经足三里穴；足太阴脾经三阴交穴；足少阳胆经足临泣穴；足

少阴肾经太溪穴。均以皮肤出痧为度。

辅助按摩保健法

1 鸣天鼓：两手手掌按着双耳，劳宫穴对着耳孔，两食指架压在中指上，同时在后脑处叩打32次。每次叩打，使之发出"咚咚"鼓声，故谓"鸣天鼓"。双手拇指按住左右耳孔，开闭放响3次。

2 摩双耳：左手伸过头顶拉右耳上角上提24次，右手伸过头顶拉左耳上角上提24次。双手手掌自后向前搓耳轮24次。两手拇指和食指捏住耳下垂揉24次。

3 穴位按摩：双手拇指或中指同时点穴揉摩双侧翳风、耳门、听宫、听会、大迎穴各36次；分别点穴揉摩双侧后溪、阳溪、偏历、地五会、侠溪穴各36次。

4 刺激耳反应点和耳穴：首先用手指抓住第四趾，然后慢慢地转动脚趾。要注意绝对不可突然用力地转。接着以同样的方法按压第五趾。刺激这个耳朵的反应点后，再

刺激涌泉穴。耳反应点和涌泉的刺激一定要每天进行。如此一来，耳鸣现象就会逐渐消失，脚的血液循环顺畅，肾脏功能旺盛，尿液增多，脚的浮肿及发冷现象也会跟着消失。

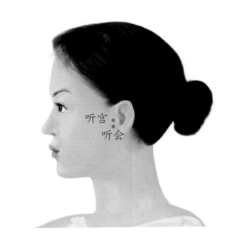

听宫
听会

取穴原理

耳周局部穴位可疏通耳周局部气血；耳后风池、翳风可疏风散邪；肝俞、肾俞补益肝肾；脾俞、胃俞合足三里、三阴交共奏健脾胃、化生气血之功；少阳经中渚、足临泣可清泄肝胆以疗耳疾；太溪补益肾气。

一用就灵小妙招

1. 香油花椒治中耳炎：取一小勺纯香油，放在火上加热，然后放入 20～30 粒花椒，待花椒在油中变成深黄后，放小块明矾（大小同一小枣即可），然后关火，等油凉后，用卫生棉签蘸着涂抹患处。每日早晚各 1 次，三四天即可痊愈。

2. 芦荟可治中耳炎：取新鲜芦荟，榨出汁，把芦荟汁滴入耳朵里，一天 1 次，每次几滴，坚持一周。

咽喉肿痛

咽喉肿痛是口咽和喉咽部病变的主要症状，以咽喉部红肿疼痛、吞咽不适为特征，属于中医学喉痹、喉风、乳蛾等的范畴。咽喉肿痛可见于西医学的急性扁桃体炎、急性咽炎和单纯性喉炎、扁桃体周围脓肿等疾病。

急性咽喉肿痛的刮痧疗法

刮拭部位 颈部、背部、上肢、下肢

刮拭步骤

1 先刮咽部廉泉、天突，以皮肤出痧为度。刮脊柱两侧足太阳膀胱经，从风门往下经肺俞、膈俞、肝俞、脾俞、胃俞等刮至肾俞，以皮肤出痧为度。

2 刮上肢内侧前手太阴肺经，从尺泽穴往下经列缺、太渊刮至鱼际穴；刮上肢外侧前手阳明大肠经，从曲池往下经偏历刮至合谷穴，均以皮肤出痧为度。

3 刮下肢外侧足阳明胃经，从足三里往下刮至丰隆穴，再刮足部内庭穴；刮下肢足少阴肾经，从太溪刮至照海穴，均以皮肤出痧为度。

慢性咽喉肿痛的刮痧疗法

刮拭部位 背部

刮拭步骤

1 取天窗、天容、扶突、大椎穴、大杼至肺俞的膀胱经，行平补平泻法，每穴刮3秒，刮至皮肤潮红略出痧。

2 肺阴虚者加刮鱼际，肾阴虚者加刮肾俞、太溪。然后在大椎、肺俞、肾俞拔罐10秒。五天1次，4次为1疗程。

取穴原理

手太阳经循于颈部，手阳明经与太阴肺经相表里，故取天窗、天容清热利咽，扶突理气化痰利咽；督脉取大椎、大杼、风门、肺俞疏风清热，滋肺阴、利咽喉。肾俞、太溪、鱼际滋阴清热。诸穴合用刮痧、拔罐共奏滋阴降火，清利咽喉功效。

PART

8

妇科疾病刮痧疗法
消除隐痛，天天轻松

众所皆知，通过刮痧刺激穴位可以保健祛病，如刮拭胸部具有宽胸理气、疏肝解郁的功效，对防治女性乳腺小叶增生、乳腺炎、乳腺癌有一定效果。

痛经

痛经就是在月经期间或月经期前后，出现周期性小腹疼痛，或痛至腰骶部位，甚至面色苍白、恶心呕吐、剧痛晕厥。痛经与肝气郁结有很大关系，肝郁可造成气结，气结可造成血瘀。中医讲不通则痛，所以肝气郁结而到血瘀是痛经最主要的原因。刮痧可快速疏肝理气，打通瘀滞，经络气血一通，痛经自然就可缓解或康复。

病因分析

1. 气血不足，胞宫失于濡养，"不荣则痛"，故使痛经发作。
2. 情绪不佳，气滞血瘀，致使胞宫的气血运行不畅，"不通则痛"。
3. 感受寒邪，或过食寒凉生冷，致使寒凝血瘀，"不通则痛"。
4. 素有湿热内蕴，或感受湿热之邪，致气血凝滞不畅，"不通则痛"。

主要症状

经期或经行前后，周期性小腹疼痛或伴有腹部和乳房胀痛，或痛至腰骶部位，甚至面色苍白、恶心呕吐、剧痛晕厥。

简易部位刮痧疗法

刮拭部位 督脉、任脉、足太阳膀胱经、足太阴脾经

刮拭步骤

1 刮督脉:由至阳穴处沿脊柱向下经命门、腰阳关等穴，刮至十七椎。

2 刮任脉:由中脘穴处沿前正中线向下经气海、关元等穴刮至曲骨穴。

3 刮足太阳膀胱经:由膈俞穴处沿脊柱两侧经肝俞、脾俞、肾俞等穴，刮至次髎穴。

4 刮足太阴脾经:由血海穴处沿下肢内侧向下经阴陵泉、地机刮至三阴交穴。

辅助按摩保健法

以食指指腹点按合谷、三阴交穴，各按1秒，有酸、麻、重、胀感时效果较好。也可在地机穴周围扪按，寻找最敏感点，用拇指的指腹由轻到重地按压敏感点，以能忍受为度。持续按压1秒，疼痛会很快缓解或消失。按压后局部可产生酸胀痛感，或向会阴及小腹部放射。此法可用于经前数日及月经期间进行，每日1～2次。本法简便易行，有一定疗效。尤适用于原发性痛经，对于继发性痛经，还需积极治疗原发疾病，才能提高疗效，达到"根治"目的。

经期的时候不要做按摩，一般按摩辅助治疗宜在经前一星期进行。

辨证加减刮痧疗法

1. 肾气亏虚型

主要症状

小腹隐隐作痛，月经量少，腰膝酸痛。

刮拭穴位 命门、肾俞、气海、关元、太溪

刮拭步骤

先刮背部命门、肾俞，再刮腹部气海、关元，最后刮踝部太溪。

刮拭方法

补法。

2. 气血虚弱型

主要症状

小腹隐痛喜按，月经量少，色淡质稀，神疲乏力。

刮拭穴位 脾俞、胃俞、气海、关元、足三里、三阴交

刮拭步骤

先刮背部脾俞、胃俞，再刮腹部气海、关元，最后刮下肢足三里、三阴交。

刮拭方法

补法

3. 气滞血瘀型

主要症状

小腹胀痛拒按，胸胁、乳房胀痛，经色紫黯有块。

刮拭穴位 肝俞、膈俞、次髎、血海、三阴交、太冲

刮拭步骤

先刮腰背部肝俞、膈俞、次髎，再刮下肢血海、三阴交，最后刮足部太冲。

刮拭方法

泻法。

不孕症

女子婚后夫妇同居两年以上，配偶生殖功能正常，未避孕而未受孕者，或曾孕育过，未避孕又两年以上未再受孕者，称为"不孕症"。

病因分析

1. 肾气不足，或肾阳虚衰。先天禀赋不足，或房事不节，损伤肾气；或寒伤肾阳，命门火衰，以致不能摄精成孕。
2. 情志不畅，肝气郁结，疏泄失常，气滞血瘀，以致不能摄精成孕。
3. 素体肥胖，或恣食膏粱厚味，内生痰湿，阻滞气机，冲任失司，以致不能摄精成孕。
4. 营养不良，或脾胃虚弱导致气血不足，不能妊养胞胎。

主要症状

经行紊乱，面部潮红，烘热汗出，烦躁易怒，心悸失眠，头晕耳鸣。

简易部位刮痧疗法

刮拭部位

脊柱两侧，下腹部，腹股沟区，小腿内、外侧区，膝弯区，胸11、12与腰骶椎及其两侧。

刮拭步骤

1 在脊柱两侧（从大椎至尾椎）轻刮3行，至潮红为止。

2 重点刮拭胸11、12与腰骶椎及其两侧5行，至出现痧痕为止。

3 刮下腹部，腹股沟区，小腿内、外侧区及膝弯区，一般用轻中度手法。

取穴原理

脊柱两侧以及腹股沟等部位，与生殖系统紧密相关，刮拭这些部位，可以活血化瘀，行气强身，对治疗气滞血瘀、先天禀赋不足等导致的不孕症有一定功效。

辨证加减刮痧疗法

1. 肾虚胞寒

主要症状

月经不调，量少色淡，带下清稀，腰酸腹冷，性欲淡漠。

刮拭穴位 命门、肾俞、腰阳关、关元、子宫

刮拭步骤

先刮腰背部命门、肾俞、腰阳关，再刮腹部关元、子宫。

刮拭方法

补法。

2. 气血不足

主要症状

月经推后，量少色淡，头晕乏力，体倦短气。

刮拭穴位 脾俞、胃俞、气海、关元、足三里

刮拭步骤

先刮腰背部脾俞、胃俞，再刮腹部气海、关元，最后刮下肢足三里。

刮拭方法

补法

3. 宫寒不孕

主要症状

下腹坠胀，疼痛，得热则缓和，白带多，痛经，月经失调。

刮拭穴位 命门、肾俞、关元。

刮拭步骤

在命门、肾俞、关元进行刮痧，待出痧后再在此穴进行艾灸，灸的时间因人而异，对于宫寒不孕的病人因寒气很重，灸的时间可较长，只要局部皮肤不感觉烧灼感就可以一直灸。可以是半小时，也可是一小时，视病人感觉而定。

刮拭方法

补法。

温馨提示

治疗前先明确诊断，排除原发性疾病。

乳腺炎

乳腺炎表现以乳房红肿为特征，初起乳房结块肿胀疼痛，排乳困难，恶寒头痛，全身不适，如不及时治疗则高热不退，局部跳痛，半个月左右形成脓肿，脓出后热退肿消。

乳腺炎的刮痧治疗宜清胃泻热，疏肝解郁，取其背俞穴可起到调脏腑、疏通乳络、散结祛瘀的功效。

病因分析

1. 情志内伤，肝气不舒，厥阴之气失于疏泄，乳汁发生壅滞而结块；郁久化热，热胜肉腐则成脓。

2. 产后恣食肥甘厚味可致阳明积热，胃热壅盛，导致气血凝滞、乳络阻塞而发生痈肿。

3. 乳汁瘀滞，乳头破损或凹陷，影响哺乳，造成余乳积存，致使乳络闭阻，乳汁瘀滞，日久败乳蓄积，化热而成痈肿。

主要症状

初期：患侧乳房肿胀疼痛，触之有肿块，局部皮肤微红，乳汁淤积，伴发热、口渴等症状。

成脓期：乳房肿块逐渐增大，皮肤发红灼热，疼痛明显，伴高热、口渴、大便秘结等症状。

溃脓期：脓肿形成，触之有波动感，自然破溃或切开排脓后，一般肿消痛减，寒热渐退，逐渐向愈。若脓流不畅，肿热、疼痛不减，可能形成袋脓，或脓液波及其他乳腺，形成"传囊乳痈"。伴全身乏力、面色少华、纳差等全身症状。

取穴原理

脾俞、胃俞、足三里、三阴交善健脾益胃，补益气血；膻中、乳根位于乳房局部，可宽胸理气，合肝俞、期门疏肝理气，化滞消肿；大椎、曲池清泻阳明热毒，肩井清泻肝胆之火。诸穴共用可扶正祛邪，促进乳腺恢复。

一用就灵小妙招

取60克鲜野苋菜，加适量水煎后去渣取汁，用其汁煮1只鸭蛋，饮汤食蛋，每日1剂，治急性乳腺炎一周见效，两周可愈。

把新鲜的芦荟叶贴于患处，用胶布固定，能起到消炎的作用。

急性乳腺炎刮痧疗法

刮拭部位　背部、胸腹部、上肢部、下肢部

刮拭步骤

1 先刮背部大椎穴，再刮背部脊柱两侧，即膀胱经，从肝俞穴经脾俞刮至胃俞穴，至出痧为止。

2 刮胸部正中任脉膻中穴，然后从乳房根部的乳根穴，刮至期门穴，至潮红为止。

3 刮上肢部肩井、曲池，下肢外侧足三里及下肢内侧三阴交，以潮红为度。

淤积性乳腺炎刮痧疗法

刮拭部位　膻中穴、屋翳穴、不容穴、阿是穴、患侧期门穴

刮拭步骤

1 患者取平卧位，暴露双乳，取刮痧活血剂均匀涂于患侧乳房上。

2 按摩者位于患者旁侧，手持刮痧板与皮肤成45°，采用经络全息刮痧疗法中疏经理气法、泻法于乳房四周边缘向乳头以均匀力度刮拭，尤其对有乳腺肿块部位力度稍加大，至局部出痧(斑点或斑块)。

3 再取膻中穴、屋翳穴、不容穴、阿是穴、患侧期门穴，采用点按法各均匀按压10次，以患者刮痧后排出积乳为宜，然后让患者服用热开水200～300毫升。每日治疗1次，7天为1疗程。

辅助按摩保健法

1 术者双手托起病乳，将两拇指置于腺体边缘处，经过乳汁淤积区(肿胀处)，依靠拇指和掌指的合力向乳头方向滑行，而形成挤压式按摩。

2 在滑经淤积部位时，其合力要增大，拇指用力视其乳头溢乳乳栓乳垢的排泄情况而定。

3 手法按摩治疗后宜加用局部热敷，以利于已疏通的乳管及组织肿胀吸收,促进痊愈。

4 手法治疗时局部可出现剧烈疼痛，治疗前应向患者说明，取得其配合，亦可在治疗时让助手掐合谷或列缺穴，以收止痛之效。

　　此法每日4～5次，轻者1日可愈，重者2～3日乳汁淤积区肿块消失，恢复正常泌乳，手法按摩可迫使乳栓乳垢乳汁由较小的乳管向输乳管乳头排泄，此法对初产妇和因外伤所致淤积性乳腺炎有很好的疗效。

> **温馨提示**
> 1. 应保持乳头清洁，如有乳头皲裂、擦伤等应及时治疗。
> 2. 乳母应保持精神舒畅，养成合理哺乳、定时哺乳的习惯，保持乳汁排出通畅，断乳时应逐渐减少哺乳次数，然后再行断乳。

乳腺增生

乳腺增生是以乳房疼痛、肿块为主要特征的内分泌障碍性疾病。表现为乳房肿块，多见双侧，也可见于一侧，肿块大小不等，局限于乳房一部分或分布于整个乳房，与皮肤不粘连，经前乳房胀痛，乳头溢液。是临床上最常见的乳房疾病，有一定的癌变危险。

病因分析

1. 情志忧郁，肝气不舒，致肝气郁结，气机阻滞，思虑伤脾，脾失健运，痰浊内生，肝郁痰凝，气血瘀滞，阻于乳络而发。
2. 冲任失调，在上部则见乳房痰浊凝结而发乳腺增生，在下部则见经水逆乱而发月经失调。

主要症状

以单侧或双侧乳房出现大小不等、形态不一、边界不清、推之可动的肿块为特征，伴胀痛或触痛。

简易经络穴位刮痧疗法

刮拭部位 背部、胸部、肩部、下肢外侧、内踝部

刮拭步骤

先刮背部脊柱两侧膀胱经，从双侧膈俞穴处经肝俞、胆俞刮至胃俞穴处，以出痧为度。

再刮肩部胆经肩井，胸部两乳房间膻中穴，及胃经屋翳、膺窗、乳根各穴，以潮红为度。

刮下肢外侧胆经阳陵泉，胃经从足三里刮至丰隆穴，加刮足内踝处太溪穴，以潮红为度。

取穴原理

背部肝俞、胆俞合胆经穴位肩井、阳陵泉可疏导肝胆郁结之气；脾俞、胃俞合胃经足三里、丰隆可健脾胃，助运化，资生化；膻中为气会之穴，可宽胸理气；乳房为胃经所过，屋翳、膺窗、乳根可疏通局部经气，消坚散结；太溪补肾滋阴。

辨证加减刮痧疗法

1. 肝郁痰凝

主要症状

乳房胀痛或刺痛，乳房肿块随喜怒消长；伴胸闷胁胀，善郁易怒，失眠多梦。

刮拭穴位 膻中、乳根、中脘、期门、丰隆、太冲

刮拭步骤

先刮胸胁部膻中、乳根、中脘、期门，最后刮下肢丰隆、太冲。

刮拭方法

泻法

2. 冲任失调

主要症状

乳房肿块或胀痛，经前加重，经后缓减；伴腰酸乏力，月经失调，甚或经闭。

刮拭穴位 肝俞、肾俞、膻中、乳根、关元、三阴交

刮拭步骤

先刮背部肝俞、肾俞，再刮胸腹部膻中、乳根、关元，最后刮下肢三阴交。

刮拭方法

平补平泻。

辅助按摩保健法

1 推抚法。患者取坐位或侧卧位，充分暴露胸部，先在患侧乳房上撒些滑石粉或涂上少许石蜡油，然后双手全掌由乳房四周沿乳腺管轻轻向乳头方向推抚50～100次。

2 揉压法。以手掌上的小鱼际肌(掌面与小指相连的右下方处，与腕关节相邻)或大鱼际肌(从大拇指根部到手腕间的那一块肌肉)着力于患部，在红肿胀痛处施以轻揉手法，有硬块的地方反复揉压数次，直至肿块柔软为止。

3 揉、捏、拿法。以右手五指着力，抓起乳房部。施以揉捏手法，一抓一松，反复施术10～15次；左手轻轻将乳头揪动数次，以扩张乳头部的输乳管。

4 振荡法。以右手小鱼际部着力，从乳房肿结处，沿乳根向乳头方向作高速振荡推赶，反复3～5遍。局部出现微热感时，效果更佳。

温馨提示

1. 调情志，保持心情舒畅。
2. 饮食忌吃辛辣刺激之物，清淡为主。
3. 积极治疗月经不调，防治妇科疾病。
4. 3 个月复查 1 次，排除乳癌可能。

月经不调

月经不调是以月经周期异常为主症的月经病，包括月经先期、月经后期和月经先后无定期，月经经量过多、过少，月经淋漓不净以及月经色质的改变。

病因分析

1. 月经先期，因于气虚不固或热扰冲任，致冲任不固，经血失于制约，月经提前而至。
2. 月经后期，精血不足或邪气阻滞，血海不能按时满溢，遂致月经后移。
3. 月经先后无定期，肾虚、脾虚、肝郁导致冲任气血不调，血海蓄溢失常，遂致月经先后无定期。

主要症状

月经周期异常改变，伴有经量、经色、经质的异常。

简易部位刮痧疗法

刮拭部位 腰背部、腹部、下肢外侧、下肢内侧、足背

刮拭步骤

先刮腰背部膀胱经，从膈俞经肝俞、脾俞、胃俞刮至肾俞穴处，以出痧为度。

刮腹部任脉气海、关元，刮至皮肤潮红。

刮下肢外侧足三里，下肢内侧血海、三阴交，以潮红为度。

刮足背部太冲穴，刮至出痧为止。

取穴原理

膈俞、肝俞、太冲可疏肝理气，活血化瘀；脾胃为气血生化之源，脾俞、胃俞、足三里、血海、三阴交共奏健脾胃，助运化，化生气血之功；肾俞、关元可培元固本，补肾益气；气海通调一身元气，调补冲任。

辨证加减刮痧法

1. 气虚型月经先期

主要症状

经期提前，色淡质稀，神疲肢倦，气短懒言；或腰酸腿软，头晕耳鸣。

刮拭穴位 脾俞、胃俞、气海、关元、足三里、三阴交

刮拭步骤

先刮背部脾俞、胃俞，再刮腹部气海、关元，最好刮下肢足三里、三阴交。

刮拭方法

补法。

2. 血热型月经先期

主要症状

经期提前，量多，色紫红，质稠，渴喜冷饮，大便燥结，面赤口干；或量少，色红质稠，手足心热，腰膝酸软。

刮拭穴位 大椎、隔俞、关元、血海、三阴交、行间、

刮拭步骤

先刮背部大椎、隔俞，再刮腹部关元，最后刮下肢血海、三阴交、行间。

刮拭方法

泻法。

3. 肾虚型月经后期

主要症状

经期错后，量少，色淡质稀，腰酸腿软，

取穴原理

关元是调理冲任的要穴，膈俞、血海、三阴交理血调经，大椎、行间清泻血热。

头晕耳鸣，带下清稀。

刮拭穴位 肝俞、肾俞、关元、血海、三阴交

刮拭步骤

先刮背部肝俞、肾俞，再刮腹部关元，最后刮下肢血海、三阴交。

刮拭方法

补法。

取穴原理

肝俞、肾俞补益肝肾，关元调理冲任，血海、三阴交理血调经。

4. 血虚型月经后期

主要症状

经期错后，量少，色淡质稀，头晕眼花，心悸失眠，皮肤不润，面色苍白。

刮拭穴位 膈俞、脾俞、关元、血海、三阴交、足三里

刮拭步骤

先刮背部膈俞、脾俞，再刮腹部关元，最后刮下肢血海、三阴交、足三里。

刮拭方法

补法。

5. 血寒型月经后期

主要症状

经期错后，量少，或小腹隐痛，喜热喜按；或经色紫黯有块，小腹冷痛拒按，得热痛减，畏寒肢冷。

刮拭穴位 肾俞、命门、关元、归来、血海

刮拭步骤

先刮背部肾俞、命门，再刮腹部关元、归来，最后刮下肢血海。

刮拭方法

补法。

取穴原理

脾俞、足三里补益气血，关元调理冲任，膈俞、血海、三阴交理血调经。

6. 肾虚型月经先后不定期

主要症状

经行无定期，量少，色淡，质稀，头晕耳鸣，腰酸腿软，小便频数。

刮拭穴位 肝俞、肾俞、关元、血海、三阴交

刮拭步骤

先刮背部肝俞、肾俞，再刮腹部关元，最后刮下肢血海、三阴交。

刮拭方法

补法。

7. 脾虚型月经先后不定期

主要症状

经行无定期，量多，色淡质稀，神倦乏力，脘腹胀满，纳呆食少。

刮拭穴位 脾俞、胃俞、血海、足三里、三阴交

刮拭步骤

先刮背部脾俞、胃俞，再刮下肢血海、足三里、三阴交。

刮拭方法

补法。

取穴原理

脾俞、胃俞、足三里、三阴交健脾胃，益气血，气海、关元益气调冲任。

PART
9

男性病刮痧疗法
消除难言之隐，还身体以雄风

刮痧疗法作为一种简便高效的治疗方法，具有调血行气、活血化瘀、舒筋通络、畅通血脉的作用，对治疗男科疾病，如前列腺炎、早泄、阳痿等症有较好的作用。

前列腺炎

前列腺炎是男性泌尿生殖系统的常见疾病。急性前列腺炎以脓尿及尿路刺激症状为特征，慢性前列腺炎有会阴、后尿道、肛门局部疼痛、腰痛等不适感，伴有性欲减退或消失、遗精、阳痿、早泄、乏力、头晕等症状。

刮痧治疗前列腺炎原理是：清热利湿，活血化瘀，疏肝理气，补气健脾，温阳补肾。

病因分析

1. 外感湿热毒邪、内伤酒食，酿生湿热，留于精室，下注膀胱。
2. 劳累过度，房事不节，或年老久病，体弱，致脾肾亏虚。脾虚而中气不足，气虚下陷，精微下渗；肾虚而下元不固，失于固摄。

主要症状

尿道口滴白，尿频、轻度尿急、排尿时尿痛或尿道烧灼感，后尿道、会阴部和肛门部钝痛、重坠和饱胀感，下蹲或大便时为甚。伴腰痛、性欲减退或消失、遗精、阳痿、不孕等。

简易部位刮痧疗法

刮拭部位 腰背部、骶部、腹部、下肢内侧

刮拭步骤

1 刮腰背部脊柱两侧膀胱经上的脾俞、肾俞，再刮骶部八髎穴处，以出痧为止。

2 刮腹部任脉，从关元穴经中极刮至曲骨处，以皮肤潮红为度。

3 刮下肢内侧脾经上的阴陵泉、三阴交，肾经上的太溪穴，以皮肤潮红为度。

取穴原理

中极、关元通调下焦之气而利湿热，达到补肾气、理三焦、通淋之效；会阴清热利湿；肾俞为肾的背俞穴，温肾补气；血海清热解毒；后溪疏肝解郁；三阴交是三阴会交穴，取之能健脾补肾、通络。数穴相配，共奏温肾补气、通经活络、通利膀胱之功。

辨证加减刮痧疗法

1. 湿热下注

主要症状

　　除上述主要症状外，小便或夹凝块，或带血色，或夹有血丝，或尿道有热涩感。

刮拭穴位 秩边、次髎、中极、曲骨、阴陵泉、三阴交

刮拭步骤

　　先刮腰骶部秩边、次髎，再刮腹部中极、曲骨，最后刮下肢阴陵泉、三阴交。

刮拭方法

　　泻法。

2. 肾气虚

主要症状

　　迁延日久，腰酸膝软，头晕耳鸣。阴虚者，见烦热口干；阳虚者，形寒肢冷。

刮拭穴位 肾俞、命门、气海、关元、中极、三阴交

刮拭步骤

　　先刮腰背部肾俞、命门，再刮腹部气海、关元、中极，最后刮下肢三阴交。

刮拭方法

　　补法。

辅助按摩保健法

1 用掌根按揉中极、关元处3～5分钟。

2 按揉腰骶部5～10分钟。

3 以拇指指端点按肾俞、命门各50次。

4 以手掌按揉八髎50次，并摩擦使热之。

5 拿捏太溪、太冲、三阴交、阴陵泉、大敦各30～50次。

6 以拇指用力按揉涌泉穴100～200次。

　　每天按摩1次，10次为1个疗程。一般要2～3个疗程方能见效，见效后需持续治疗，直至症状完全消失。然后改为隔天按摩1次，以巩固疗效。急性前列腺炎高热、有化脓趋势，应以药物治疗为主。

　　慢性前列腺炎配合前列腺按摩，每周1～2次，有助于排出前列腺内的炎性物，增加前列腺的血液循环，但用力不可过猛。

温馨提示

1. 多喝水，不憋尿，不食辛辣食物。避免久坐，适当运动，避免穿紧身裤。
2. 过有规律的、负责任的性生活，注意个人清洁卫生，勤洗下身。

早泄

早泄是指阴茎插入阴道不到 1 分钟甚至刚触及阴道口便射精，不能进行正常性生活的病症。并伴有头晕耳鸣、腰膝酸软、精神萎靡、失眠多梦，或口苦胁痛、烦闷纳呆等症状。

病因分析

1. 房事不节或手淫过度，致肾气亏虚，失于固摄发为早泄。
2. 夫妻性关系不和谐，忧愁思虑，饮食不调，损伤心脾，致气血亏虚，固摄无权而发早泄。
3. 下焦炽热，耗损津液，致肾阴亏虚，相火妄动，肾失封藏而导致早泄。
4. 感受湿热之邪；或偏嗜肥甘厚腻，酿生湿热；或脾胃失健，湿邪内生，郁而化热，湿热下注精室，扰动精关，致精液闭藏无权而发早泄。
5. 情志不遂，或受到精神刺激，使肝气郁结，疏泄失职，而发早泄。

主要症状

　　准备性交时，男女双方刚接触或尚未接触，男方即射精；或性交中阴茎插入阴道抽动数次即出现射精现象，不能进行正常性生活。

简易部位刮痧疗法

刮拭步部 腰背部、腹部、下肢外侧、下肢内侧

刮拭步骤

1 刮腰背部膀胱经从脾俞刮至肾俞，再刮督脉命门，以皮肤出痧为度。

2 刮腹部任脉，从气海穴经关元刮至中极穴，以皮肤潮红为度。

3 刮下肢外侧胃经足三里，下肢内侧脾经三阴交及肾经太溪穴处，以皮肤潮红为度。

取穴原理

　　脾俞、肾俞健脾益肾，可补益先后天之气，合命门、太溪补肾固精；气海、关元补益元气，增强固摄能力，合中极通调下焦之气；足三里、三阴交补气固摄，健脾利湿。

辨证加减刮痧疗法

1. 肾虚不固

主要症状

性欲减退，临房早泄，精液清稀，头晕耳鸣，腰膝酸软，面色苍白，精神萎靡，畏寒肢冷。

刮拭穴位　肾俞、命门、关元、气海、三阴交、太溪

刮拭步骤

先刮背部肾俞、命门，再刮腹部关元、气海，最后刮下肢三阴交、太溪。

刮拭方法

补法。

2. 心脾两虚

主要症状

性欲淡漠，肢体倦怠，心悸气短，失眠健忘，纳呆食少。

刮拭穴位　心俞、脾俞、肾俞、神门、关元、足三里

刮拭步骤

先刮背部心俞、脾俞、肾俞，再刮腹部关元，最后刮上肢神门，下肢足三里。

刮拭方法

补法。

3. 阴虚火旺

主要症状

阴茎易举，但举而不坚，临房早泄，头晕耳鸣，腰膝酸软，心悸目眩，五心潮热，口燥咽干。

刮拭穴位　肾俞、志室、关元、三阴交、太溪、照海

刮拭步骤

先刮背部肾俞、志室，再刮腹部关元，最后刮下肢三阴交、太溪、照海。

刮拭方法

平补平泻。

4 肝经湿热

主要症状

阴囊潮湿，口苦纳呆，小便黄赤，少腹胀痛。

刮拭穴位　肾俞、关元、三阴交、阴陵泉、行间

刮拭步骤

先刮背部肾俞，再刮腹部关元，最后刮下肢三阴交、阴陵泉、行间。

刮拭方法

泻法。

阳痿

阳痿是指男子未到性功能衰退年龄，在有性欲的状态下，阴茎不能勃起进行正常性交，或阴茎虽能勃起，但不能维持足够的时间和硬度，影响正常性生活的病症。

病因分析

1. 房劳太过，或手淫，或早婚，以致精气亏虚，命门火衰，发为阳痿。
2. 忧愁思虑，饮食不调，损伤心脾，致气血亏虚，宗筋失养，而成阳痿。
3. 大惊卒恐，惊则气乱，恐则伤肾、气下，渐至阳道不振，举而不坚，导致阳痿。
4. 情志不遂，忧思郁怒，肝失疏泄条达，不能疏通血气而畅达前阴，则宗筋所聚无能，而成阳痿。
5. 过食肥甘厚腻，生湿蕴热，湿热下注，则宗筋弛缓，阳事不兴，导致阳痿。

主要症状

阴茎不能勃起，或举而不坚，或坚而不能持久。

简易部位刮痧疗法

刮拭部位 腰背部、腹部、下肢外侧、下肢内侧

刮拭步骤

1 刮腰背部膀胱经从脾俞刮至肾俞，以皮肤潮红为度。

2 刮腹部任脉，从气海穴经关元刮至中极穴，以皮肤潮红为度。

3 刮下肢外侧胃经足三里，下肢内侧脾经三阴交及肾经太溪穴处，以皮肤潮红为度。

取穴原理

脾俞、肾俞健脾益肾，可补益先后天之气，强壮腰膝；气海、关元补益元气，合中极通调下焦之气；足三里、三阴交补中益气，健脾利湿；太溪补肾气，滋肾阴。

辨证加减刮痧疗法

1. 命门火衰

主要症状

阳事不举，精薄清冷，面色淡白，腰酸膝软，头晕耳鸣，畏寒肢冷，精神萎靡。

刮拭穴位 肾俞、命门、志室、气海、关元、中极

刮拭步骤

先刮背部肾俞、命门、志室，再刮腹部气海、关元、中极。

刮拭方法

补法

2. 心脾两虚

主要症状

阳事不举，精神不振，失眠健忘，胃纳不佳，面色萎黄，心悸自汗。

刮拭穴位 心俞、脾俞、肾俞、关元、足三里、三阴交

刮拭步骤

先刮背部心俞、脾俞、肾俞，再刮腹部关元，最后刮下肢足三里、三阴交。

刮拭方法

补法。

3. 惊恐伤肾

主要症状

阳痿不举，或举而不坚，胆怯多疑，心悸易惊，夜寐不宁。

刮拭穴位 百会、肾俞、命门、神门、关元、中极

刮拭步骤

先刮头部百会，再刮背部肾俞、命门，最后刮腹部关元、中极，上肢神门。

刮拭方法

补法

4. 肝郁不舒

主要症状

阳痿不举，情绪抑郁或烦躁易怒，胸脘满闷，胁肋胀闷，食少便溏。

刮拭穴位 肝俞、肾俞、期门、关元、中极、太冲

刮拭步骤

先刮背部肝俞、肾俞，再刮身前期门、关元、中极，最后刮足部太冲。

刮拭方法

平补平泻。

5. 湿热下注

主要症状

阳痿不举，阴囊湿痒臊臭，下肢酸困，小便黄赤。

刮拭穴位 肾俞、关元、中极、曲骨、阴陵泉、三阴交

刮拭步骤

先刮背部肾俞，再刮腹部关元、中极、曲骨，最后刮下肢阴陵泉、三阴交。

刮拭方法

泻法

辅助按摩保健法

1. 腹股沟按摩法。用双手食指、中指、无名指指腹自上而下按摩两侧腹股沟，用力宜轻柔、舒适，左右各50次。

2. 阴茎和睾丸牵拉法。将阴茎及阴囊一同握于手掌心，轻轻向下牵拉200次，其拉力以阴茎及睾丸有轻微的酸胀感或小腹两侧有轻度牵拉感为宜。

3. 睾丸搓揉法。以双手的食指、中指托住同侧睾丸的下面，再用拇指按压其上，轻轻揉搓两侧睾丸，用力以睾丸不痛或有轻微酸胀感为宜，左右各200次。

4. 精索捻动法。以双手拇指、食指捻动同侧阴囊上方之精索，用力以出现轻微酸胀感为度，左右各50次。

5. 涌泉穴按摩法。每晚热水足浴后，以左手按摩右足心涌泉穴100次，右手按摩左足心涌泉穴100次。

6. 揉压曲骨穴。用食指的指腹向下按压曲骨穴，按顺时针方向按揉，经常按揉。

7. 揉按会阳穴。用手指指腹揉按会阳穴，经常按揉。

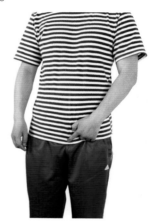

揉压曲骨穴

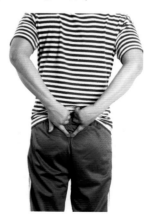

揉按会阳穴